Lehr- und Forschungstexte Psychologie

Band 1: I. Borg, Anwendungsorientierte Multidimensionale Skalierung. VI, 553 Seiten. 1981.

Band 2: F. Rösler, Hirnelektrische Korrelate Kognitiver Prozesse. XI, 471 Seiten. 1982.

Band 3: F. Rohrmeier, Langzeiterfolge Psychosomatischer Therapien. XII, 289 Seiten. 1982.

Band 4: H. Rochel, Planung und Auswertung von Untersuchungen im Rahmen des allgemeinen linearen Modells. VI, 262 Seiten. 1983.

Band 5: Fortschritte der Experimentalpsychologie. Herausgegeben von K. Pawlik. VII, 71 Seiten. 1984.

Band 6: G. Strube, Assoziation. XII, 324 Seiten. 1984.

Band 7: U. Schmidt-Denter, Die soziale Umwelt des Kindes. VII, 223 Seiten. 1984.

Band 8: E. M. Steinmeyer, Depression und gelernte Hilflosigkeit. V, 198 Seiten. 1984.

Band 9: H. Colonius, Stochastische Theorien individuellen Wahlverhaltens. XIV, 162 Seiten. 1984.

Band 10: Psychologische Aspekte des Verstehens. Herausgegeben von J. Engelkamp. VIII, 254 Seiten. 1984.

Band 11: J. Beckmann, Kognitive Dissonanz. VIII, 165 Seiten. 1984.

Band 12: G. Haubensak, Absolutes und vergleichendes Urteil. XI, 198 Seiten. 1985.

Band 13: W. W. Wittmann, Evaluationsforschung. XI, 547 Seiten. 1985.

Band 14: G. Lehmann, Modell- und rekursionstheoretische Grundlagen psychologischer Theorienbildung. XXII, 297 Seiten. 1985.

Band 15: Perspektiven der Kognitionspsychologie. Herausgegeben von O. Neumann. III, 276 Seiten. 1985.

Band 16: G. Winneke, Blei in der Umwelt. IV, 192 Seiten. 1985.

Band 17: K. Westhoff, Erwartungen und Entscheidungen. II, 197 Seiten. 1985.

Band 18: J. Funke, Komplexes Problemlösen. VI, 145 Seiten. 1986.

Band 19: W. Nährer, Schnelligkeit und Güte als Dimensionen kognitiver Leistung. XII, 179 Seiten. 1986.

Band 20: H. W. Bierhoff, Personenwahrnehmung. VIII, 548 Seiten. 1986.

Band 21: W. Aufsattler, Simple Modelle für komplexe Diagnoseprobleme? VII, 154 Seiten. 1986.

Band 22: R. Bisping, Der Schrei des Neugeborenen: Struktur und Wirkung. VIII, 172 Seiten. 1986.

Lehr- und Forschungstexte
Psychologie 22

Herausgegeben von
D. Albert, K. Pawlik, K.-H. Stapf und W. Stroebe

Rudolf Bisping

Der Schrei des Neugeborenen: Struktur und Wirkung

Springer-Verlag
Berlin Heidelberg New York London Paris Tokyo

Autor

Rudolf Bisping
Institut für Medizinische Psychologie der Universität Düsseldorf
Universitätsstraße 1, D-4000 Düsseldorf

ISBN-13:978-3-540-17133-1 e-ISBN-13:978-3-642-71629-4
DOI: 10.1007/978-3-642-71629-4

2126/3140-543210

Meiner Frau Elisabeth gewidmet

Inhaltsverzeichnis

viel Geduld die zahlreichen zeichnerischen Vorlagen und photographischen Reproduktionen für dieses Manuskript angefertigt hat.

Frau B. Uehlecke hat mir bei der Erstellung und Korrektur des Manuskriptes unschätzbare Dienste erwiesen. Auch für ihre Geduld und Nachsicht den stochastischen Anteilen meiner Manuskriptvorlagen gegenüber spreche ich ihr meinen herzlichen Dank aus.

Die psychoakustischen Daten, die für diese Arbeit verwendet wurden, beruhen auf verschiedenen Dissertationen und Diplomarbeiten. Insbesondere sind hier die Dissertationen bzw. Diplomarbeiten von Frau B. Dahmen, Herrn M. Meyer, Frau G. Nolten, Frau M. Oltmann und Frau C. Wenk zu nennen. Ihnen gilt für die Mühe, die sie bei der Durchführung der Untersuchungen aufbrachten, meine aufrichtige Anerkennung.

Ein großer Teil der dabei erhobenen Daten wurde in der Universitätsfrauenklinik gewonnen. Ich bin deswegen Herrn Prof. Dr. L. Beck für seine Bereitschaft, uns in seiner Klinik Arbeitsmöglichkeiten zu gewähren, sehr zu Dank verpflichtet.

Düsseldorf, August 1986 R. Bisping

Vorwort

Als ich anfing, mich für akustische und psychoakustische Probleme der menschlichen Stimme zu interessieren, war der Ausgangspunkt die Frage, wie belohnend (entsprechend dem Prinzip der operanten Verstärkung) es für den Zuhörer ist, einem Sprecher zuzuhören, wenn es nicht auf den semantischen Inhalt des gesprochenen Textes ankommt, sondern auf die Art und Weise, wie der Sprecher seine Stimme akustisch gebraucht. Insbesondere interessierte ich mich dabei für die Wirkung der Stimmmelodie (Intonation) und der Klangfarbe der Stimme (Timbre) auf den Zuhörer, die in enger Beziehung zu bestimmten emotionalen Zuständen des Sprechers zu stehen scheinen. Herr Prof. Dr. H.-J. Steingrüber gab mir die Anregung, diese Fragestellung auf die Vokalisation Neugeborener anzuwenden. Auf diesem Gebiet liegt die Rezeptionsforschung noch weitgehend brach und grundlegende akustische und psychoakustische Probleme sind noch ungelöst.

Die vorliegende Arbeit ist das Ergebnis des Versuches, dieser Fragestellung aus einer psychophysikalischen Perspektive nachzugehen und Grundlagen zu schaffen, die eine Fortführung des hier entwickelten Ansatzes ermöglichen. Seit dem Beginn der Forschungsarbeiten zu diesem Thema sind seitdem in gemeinsamer Diskussion mit Herrn Prof. Dr. H.-J. Steingrüber und den Mitarbeitern des Institutes für Medizinische Psychologie der Universität Düsseldorf eine große Fülle von Detailproblemen erörtert worden. Für die vielen Anregungen, die sie mir bei diesen Diskussionen gaben und ihre Bereitschaft, sich auch mit abgelegenen technischen Detailfragen zu beschäftigen, die für mich aber einen wesentlichen Teil der zu bewältigenden Probleme darstellten, möchte ich allen Kollegen herzlich danken.

Ein erheblicher Anteil der apparativen Ausstattung, die für diese Arbeit benötigt wurde, ist in unserem Labor neu entwickelt worden. Dies betrifft insbesondere die Steuerelektronik für die experimentellen Untersuchungen, aber auch die Hard- und Software, die für die Analyse und Synthese der akustischen Signale erstellt wurde. Herr Dipl Phys. D. Golly hat zu diesen Entwicklungen wesentliche Beiträge geleistet, für die ich ihm meine Anerkennung und meinen besonderen Dank ausprechen möchte.

Herzlich bedanken möchte ich mich bei Frau H. Hofmann, die mit

1 EINFÜHRUNG

1.1 Vorbemerkung

Das Schreien ist in den ersten Lebenswochen die häufigste Lautäußerung des Säuglings, die auf Grund der mit ihr verbundenen Mimik allgemein als Distreßvokalisation bezeichnet wird. Trotz der noch wenig entwickelten Differenzierung dieser Vokalisation, verglichen mit der Artikulation des älteren Kindes und der des Erwachsenen, zeigen sich aber bereits beim Neugeborenen individuelle Besonderheiten und feine Abstufungen der Ausprägung unterschiedlicher Schreimerkmale wie der Grundfrequenz, der spektralen Komposition, der Lautstärke und des Schreirhythmus.

Ein theoretisches Verständnis der sozialen und biologischen Funktion dieser Vokalisation setzt eine Analyse ihrer akustischen Merkmale voraus. Auf der Grundlage einer Klassifikation zuverlässig bestimmbarer akustischer Parameter kann weiter untersucht werden, auf welche dieser Merkmale ein Empfänger spezifisch reagiert. Die physikalische Dimension wird damit durch eine psychologische Dimension ergänzt, und es ergibt sich ein allgemeiner psychophysikalischer Ansatz. Dieser Ansatz bildet den Rahmen der vorliegenden Arbeit.

Bisher sind akustische Merkmalsanalysen bei Neugeborenen im wesentlichen mit der sogenannten Tonspektrographie durchgeführt worden. Sie hat den Vorteil, bestimmte Merkmale, z.B. den zeitlichen Verlauf von Frequenzbändern, anschaulich darstellen zu können. Sie hat aber auch den wesentlichen Nachteil, die Information, die in der Signalamplitude einzelner Frequenzkomponenten enthalten ist, nur sehr ungenügend zum Ausdruck zu bringen. Für die akustischen Analysen in dieser Arbeit wurde deshalb auf ihre Verwendung verzichtet und ein eigener Weg beschritten, der auf neueren Erkenntnissen und Entwicklungen der Computeranalyse von Sprachsignalen basiert.

Das Ziel der Arbeit kann durch zwei allgemeine Fragestellungen umrissen werden:

1. Welche Erkenntnisse lassen sich über die physikalische Struktur eines Säuglingsschreies mit den Mitteln der digitalen Signalverarbeitung gewinnen, die mit tonspektrographischen Mitteln nicht gewonnen werden können?

2. Welche Wirkung übt ein Säuglingsschrei in Abhängigkeit von bestimmten akustischen Merkmalen und experimentellen Randbedingungen auf den Empfänger des Signales aus?
Eine große Schwierigkeit bei der Beantwortung dieser Fragen ist durch die statistische Struktur des Schreisignales gegeben. In der Psychophysik akustischer Reize sind bisher fast ausschließlich stationäre, spektral gesehen sehr einfache Signale betrachtet worden. Stationarität eines Signales bedeutet, daß sich seine statistischen Eigenschaften zeitlich nicht verändern. Ein eingeschwungener Flötenton beispielsweise ist stationär. Ebenso wie die Artikulation des Erwachsenen hat die Vokalisation des Säuglings aber nicht-stationäre Eigenschaften. Das heißt, daß sich ihre akustischen Merkmale in kurzen zeitlichen Abständen ändern. Außerdem weist sie, wie die menschliche Vokalisation allgemein, eine spektrale Zusammensetzung auf, die sowohl harmonische (stimmhafte) als auch geräuschhafte (stimmlose) Komponenten enthält. Ein kompliziertes Signal wie der Säuglingsschrei ist deshalb in den theoretischen Rahmen bisheriger psychoakustischer Modellvorstellungen nur schwer zu integrieren.

Auf der anderen Seite haben vor allem die modernen Verfahren auf dem Gebiet der digitalen Signalverarbeitung (Oppenheimer & Schafer, 1975; Rabiner & Gold, 1975; Committee on digital signal processing (Hrsg.), 1979) die Möglichkeit eröffnet, auch kompliziert biologische Signale analysieren und physikalisch besser verstehen zu können. Einige dieser Methoden werden in Kap. 2.2 ('Akustische Analysen') zur Analyse von Säuglingsschreien verwendet. Dort wird gezeigt, daß mit diesen Methoden Ergebnisse gewonnen werden können, die prinzipiell weiterreichen, als die mit bisher üblichen tonspektrographischen Verfahren erzielten Resultate. Durch diese Fortschritte in theoretischer Hinsicht scheint ein Weg gegeben zu sein, auf der Grundlage einer umfassenderen Beschreibung und eines besseren Verständnisses der Lautproduktion des Neugeborenen, einen Zusammenhang mit der Wirkung dieser Laute auf den Empfänger zu suchen (Bisping & Steingrüber, 1984; Bisping, Dahmen & Steingrüber, 1984, 1986; Bisping, Oltmann, Wenk & Steingrüber, 1986; Steingüber, Nolten & Bisping, 1984). In Kap. 3 ('Die Rezeption von Säuglingsschreien') werden Experimente geschildert, bei denen versucht wird, diesen Zusammenhang herzustellen. Es werden dabei zwei Teilprobleme berührt. Erstens geht es um die Diskrimination und Identifikation eines bestimmten Schreies in Relation zu anderen Schreien. Zweitens geht es um die operante Verstärkerwirkung von Säuglingsschreien.

In der folgenden Literaturübersicht wird zunächst der entwicklungspsychologische Hintergrund der Arbeit beleuchtet. Darauf aufbauend wird ein Schema entworfen, das dazu dienen soll, sowohl die thematischen Schwerpunkte der für Kap. 2. und 3. relevanten Literatur zu gliedern als auch die eigenen Untersuchungen in diesen Rahmen zu integrieren. Eine detaillierte Zuordnung zu diesem Schema erfolgt anhand der Einführungen zu den jeweiligen Untersuchungsabschnitten.

1.2 Die kommunikative Funktion des Säuglingsschreies

Die Naturgeschichte der Vokalisation zeigt, daß der Lautäußerung von Jungtieren häufig eine entscheidende Bedeutung für das Überleben des Tieres und damit der ganzen Spezies zukommt. Dies belegen zahlreiche Befunde sowohl bei Vertebraten als auch Nicht-Vertebraten. Sogenannte "lost calls" oder "isolation-calls" werden bei vielen Arten dann beobachtet, wenn Jungtiere von ihren Eltern separiert werden (Bowlby, 1958; Blurton-Jones, 1972; Hinde, 1974). Da die Wahrscheinlichkeit, das Opfer von beutejagenden Tieren zu werden für ein isoliertes Tier sehr viel größer ist als für ein nicht isoliertes, lösen diese Signale bei den Eltern beschützende Verhaltensweisen aus, um das Jungtier wieder in ihre Nähe zu bringen. Vor allem die bei Primaten beobachteten Zusammenhänge zwischen der Distreßvokalisation separierter Jungtiere und dem Pflegeverhalten erwachsener Tiere lassen Vergleiche mit ähnlichen Zusammenhängen auch beim Menschen zu (Tomkins, 1963).

Der Säuglingsschrei ist eine angeborene Reaktion. In Analogie zum Signalverhalten bei tierischen Spezies kann man annehmen, daß er u.a. eine adaptive Kontaktfunktion hat. Mit seiner Hilfe gelingt es dem Kind, den verlorengegangenen Kontakt zu einer Pflegeperson, z.B. zu seiner Mutter, wiederherzustellen. Dies setzt voraus, daß es ihm gelingt, sich auch akustisch bemerkbar zu machen. Taube Mütter beispielsweise, die das Schreiverhalten ihrer Kinder nur visuell wahrnehmen können, reagieren darauf teilweise gänzlich unbeteiligt (Lenneberg et al., 1965). Offenbar reicht der visuelle Ausdruck des emotionalen Zustandes des Kindes nicht aus, um ein adäquates Zuwendungsverhalten auf Seiten der Mutter zu erzielen. Murray (1979) diskutiert die Frage, inwieweit das Schreien des Kindes einen Kontaktverlust zur Mutter anzeigt. Sie führt Belege dafür an, daß die Evolution des Menschen überwiegend in nomadisierenden Gemeinschaften von Jägern und Sammlern stattfand. Diese Organisationsformen sind, wie sich bei noch existierenden Nomadengesellschaften zeigen läßt, durch einen ständigen Kontakt zwischen Mutter und Neugeborenem gekennzeichnet (Konner, 1972; Devore & Konner, 1974). Schreiverhalten wird von der Mutter unmittelbar durch Zuwendung beantwortet und tritt deshalb in erheblich geringerem Maße auf als in westlichen Kulturen (Bernal, 1972; Brazelton, 1962). Vor allem die Forschungsergebnisse im Zusammenhang mit der sogenannten Bindungstheorie zeigen die Notwendigkeit einer adäquaten Beantwortung kindlicher Verhaltensäußerungen (Bowlby, 1958, 1969; Ainsworth, 1973; Bell & Ainsworth, 1972). Aus der großen Bedeutung, die der Signalaustausch des Kindes mit seiner sozialen Umwelt nach Meinung vieler Forscher im Human- und Animalbereich hat, kann die Hypothese abgeleitet werden, daß eine Störung dieses Signalaustausches negative Konsequenzen für die psychische und physische Entwicklung des Kindes nach sich ziehen kann. Hierfür gibt es zahlreiche Belege (Bowlby, 1969; Harlow, 1971; Rajeki et al., 1978). Neben der auslösenden Wirkung von Stressoren wie Hunger, Kälte oder Schmerz kann als Ursache für die Distreß-Vokalisation des Säuglings auch der Verlust von Sozialkontakt angenommen werden, an den es aufgrund seiner biologischen Ausstattung nicht adaptiert ist. Insofern kann ein länger andauerndes Schreiverhalten auch als ein Indikator für einen Mangel an notwendiger Zuwendung gewertet werden. Der Zurückhaltung gegenüber kindlichen Signalen liegt nach Meinung einiger Autoren die in der westlichen Kultur sozial akzeptierte Einstellung zugrunde, daß es einem Kind nicht schadet, wenn man es eine gewisse Zeit lang schreien läßt (Bell & Ainsworth, 1972; Murry, 1979; Bernal, 1972). Man kann darüber spekulieren, inwieweit ein Zusammenhang besteht zwischen der Bereitschaft, ein Kind körperlich zu mißhandeln und der Tendenz, die von ihm geäußerten Signale unbeantwortet zu lassen. Es gibt Hinweise dafür, daß ein derartiger Zusammenhang existiert (Frodi & Lamb, 1980).

1.3 Die Kommunikationsebenen zwischen dem Kind und seiner sozialen Umwelt

Aus den bisherigen Ausführungen geht hervor, daß der Schrei für den Säugling ein außerordentlich wichtiges, wenn nicht gar lebensnotwendiges Kommunikationsmittel ist. Der Adressat des kindlichen Signales muß auf der Empfängerseite über die notwendigen sensorischen und emotional/motivationalen Voraussetzung verfügen, um adäquat reagieren zu können. Die Literatur, die sich um ein theoretisches Verständnis dieser Faktoren und ihrer Wechselwirkung bemüht, kann im wesentlichen nach den Kategorien der Individual-, Reiz- und Zustandsspezifität eingestuft werden. Die Kategorien stellen unterschiedliche Beziehungsebenen dar, auf denen eine Kommunikation zwischen dem Kind als Sender und dem Erwachsenen als Empfänger stattfindet. Die Aufteilung der Kommunikationsebenen in drei Kategorien kann durch das varianzanalytische Konzept der Aufteilbarkeit der Information von mehrfach wiederholten Messungen an Stichproben von Merkmalsträgern (Individuen) veranschaulicht werden: Der Beitrag, der durch intraindividuelle, d.h. für das einzelne Individuum typische Faktoren zustande kommt, wird unterschieden von der Information, die durch interindividuelle Faktoren bedingt ist, d.h. durch Faktoren, die verschiedenen Individuen gemeinsam sind. Die intraindividuelle Variation ist der individualspezifische Beitrag, den jeder Merkmalsträger zur Gesamtinformation beiträgt. Reizspezifität und Zustandsspezifität werden im Sinne der varianzanalytischen Logik als interindividuell wirksame Faktoren definiert. Sie werden als Klassifikationen aufgefaßt, die unabhängig von der intraindividuellen Variation das Verhalten der Merkmalsträger mitbestimmen. Tab. 1 gibt ein Schema der drei Ebenen, auf denen eine Kommunikation zwischen dem Kind als Signalsender und dem Erwachsenen als Signalempfänger stattfindet.

Ein wesentliches Merkmal individueller Merkmale ist ihre zeitliche Konstanz, die allerdings in Relation zum Entwicklungsstand des Individuums zu stellen ist. Beim Erwachsenen ist auf Grund seiner weitgehend abgeschlossenen Entwicklung eine stärker ausgeprägte zeitliche Invarianz seiner individuellen Merkmale zu erwarten als beim Kind. Individualspezifische Merkmale des Neugeborenen sind z.B. sein Geschlecht oder klinische Befunde, die langfristige Konsequenzen für seine Entwicklung haben. Bei der

Feststellung der Individualspezifität des Schreiverhaltens wird danach gefragt, inwieweit ein bestimmtes Kind bei wechselnden Situationen und Anlässen ein typisches Schreimuster zeigt, an dem es z.B. erkannt werden kann (Steingrüber et al., 1984). Dementsprechend kann man annehmen, daß auch die Fähigkeit, ein gegebenes Kind zu identifizieren oder seinen momentanen Zustand auf Grund seines Schreies richtig zu interpretieren, bei verschiedenen Empfängern individuell variiert. Diese Überlegung liegt z.B. dem Versuch von Ainsworth zugrunde, den Grad der individuellen mütterlichen Sensibilität gegenüber Signalen ihres Kindes mit einer Beurteilungsskala zu messen (Ainsworth, Bell & Stayton, 1974).

Die Kategorie der Reizspezifität kennzeichnet einen Ansatz, bei dem es um die Gewinnung allgemeiner psychophysikalischer Gesetzmäßigkeiten geht. Sowohl auf der Sender- als auch auf der Empfängerseite wird von individuellen Besonderheiten abgesehen und ein Reiz-Reaktionsmodell angestrebt, das erwartungstreue Schätzungen von Populationsstatistiken liefert. Üblicherweise versucht man in der Psychophysik zu solchen Modellen auf experimentellem Wege zu gelangen. Bestimmte Reizgrößen werden systematisch variiert und die Reaktion einer Stichprobe von Versuchspersonen auf diese Reizbedingungen geprüft. Im Falle des Säuglingschreies als unabhängiger Variable wird dies allerdings in der Literatur üblicherweise nur in einem quasi-experimentellen Sinne realisiert. Z.B. werden Schreie unterschiedlicher Tonhöhe aus einer Stichprobe ausgewählt und der Grad der peripher-physiologisch meßbaren Erregung gemessen, den diese Schreie bei den Versuchspersonen auslösen. Dabei nimmt man in Kauf, daß sich die ausgewählten Schreie auch noch in anderen akustischen Bereichen als den interessierenden voneinander unterscheiden (s. Einführung zu Kap 3 'Die Rezeption von Säuglingschreien'). Durch Anwendung moderner digitaler Syntheseverfahren kann die quasiexperimentelle Begrenzung bisheriger Ansätze aufgehoben werden, z.B. indem natürlichen Schreien synthetische Schreie gegenübergestellt werden, die sich nur in bestimmten, interessierenden Merkmalen von ihnen unterscheiden (Bisping et al, 1984, 1986; siehe Kap. 3.4 'Experiment II', Kap. 3.5 'Experiment III').

Bei der Kategorie der Zustandspezifität steht die Frage im Vordergrund, inwieweit bestimmte, objektiv beschreibbare oder subjektiv wahrgenommene Zustände das Verhalten des Kindes oder das des Erwachsenen beeinflußen. Auf Seiten des Kindes können diese z.B. unterschiedliche psychophysiologische Erregungszustände sein, wie sie durch Hunger, Durst, Schmerz, Temperaturänderungen oder die Geburtssituation bewirkt werden können. Diese Zustände können als Randbedingungen aufgefaßt werden, die das Schreiver-

Sender	Empfänger
Individualspezifität:	
Welche individuellen Schreimerkmale weist ein bestimmtes Kind auf ? (z.B. ein typisches Stimmspektrum, an dem es erkannt werden kann)	Welchen Einfluß üben individuelle überdauernde Reaktionsdispositionen auf die Rezeption des Schreies aus ? (z.B. die individuell unterschiedliche Fähigkeit einer Mutter, ihr Kind zu erkennen.)
Allgemein: Welche individuellen Schreimerkmale existieren und welche Zusammenhänge bestehen zwischen ihnen und der Wahrnehmung dieser individuellen Merkmale durch den Signalempfänger in Interaktion mit dessen individueller Reaktionsbereitschaft?	
Reizspezifität:	
Welche physikalischen Merkmale weist ein Schrei auf? (z.B. Grundfrequenz, spektrale Komposition, Energie)	Welchen Einfluß üben allgemeine psychoakustische Gesetzmäßigkeiten auf die Rezeption des Schreies aus? (z.B. Zusammenhang zwischen dem Frequenzverlauf der menschlichen Hörkurve und der emotionalen Wirksamkeit von Schreien unterschiedlicher Tonhöhe)
Allgemein: Welche physikalischen Schreimerkmale existieren und welche Zusammenhänge existieren zwischen ihnen und ihrer Wirkung auf das Verhalten des Signalempfängers?	
Zustandsspezifität:	
Welchen Einfluß üben psychophysiologische Randbedingungen auf das Schreiverhalten des Kindes aus? (z.B. motivationale Zustände wie Hunger und Schmerz oder eine vorübergehende Krankheit des Kindes)	Welchen Einfluß üben kognitive oder emotional/motivationale Randbedingungen auf die Rezeption des Schreies aus? (z.B. momentane emotionale Befindlichkeit, Einstellungen auf Grund aktueller Anlässe, Elternstatus)
Allgemein: Welche Zusammenhänge existieren zwischen bestimmten, dem Kind zugeschriebenen psychophysiologischen Zuständen und der Rezeption von Schreisignalen in Interaktion mit Zuständen des Signalempfängers?	

Tab. 1: Schema der drei Kommunikationsebenen zwischen dem Kind als Signalsender und Erwachsenen als Signalempfänger

halten, unabhängig vom Individuum, in eine typische und vorhersagbare Richtung auslenken. Es bestehen auch Zusammenhänge zwischen verschiedenen pathologischen Zuständen des Kindes und seinem Schreiverhalten. Vor allem die Gruppe um den finnischen

Pädiater Wasz-Höckert bemüht sich um die Aufklärung der Beziehung zwischen spektralen Schreimustern und verschiedenen Krankheitsbildern (Wasz-Höckert et al., 1968; Michelsson & Wasz-Höckert, 1980). Die Abgrenzung von individualspezifischen Merkmalen ist in diesem Fall allerdings nicht einfach, denn die neuropathologischen Zustände, die in erster Linie hier gemeint sind, sind keine transienten Vorgänge wie die Geburtssituation oder vorübergehende Infektionserkrankungen. Der Kategorie der Zustandsspezifität zuzurechnen sind in diesem Fall nur solche Ergebnisse, die sich vom Einzelfall abstrahieren lassen und typische Verhaltensweisen größerer Stichproben beschreiben. Lind et al. (1970) z.B. stellen an einer Stichprobe von 30 Down-Syndrom Kindern im 1. Lebensjahr fest, daß die Schreie dieser Kinder eine andere Zeit- und Grundfrequenzcharakteristik haben als diejenigen von gesunden Kindern. Anhand von Statistiken werden zentrale Tendenzen für diese Feststellung berichtet, die für die ganze Stichprobe gelten und den Vergleich mit Statistiken für Stichproben mit anderen chromosomalen Aberrationen zulassen (Michelsson & Wasz-Höckert, 1980). Auf der Empfängerseite sind vor allem Zustände von Bedeutung, die die kognitive und emotional/motivationale Wahrnehmung betreffen. Dabei sind Faktoren wie Alter, Elternstatus, Grad der Erfahrung im Umgang mit Kindern, Einstellungen und Vorurteile gegenüber Kindern, Zugehörigkeit zu einem bestimmten kulturellen und sozialen Einflußbereich etc. zu berücksichtigen. Dabei wird wiederum von der Ausprägung dieser Randbedingungen im Einzelfall abstrahiert.

In der Literatur ist häufig der Fall gegeben, daß die theoretische Begründung für die Auswahl von Variablen auf Erkenntnissen basiert, die in einem anderen Teilbereich gewonnen wurden. Die drei Kategorien ergänzen sich gegenseitig und sollten deshalb als Ausdruck einer übergeordneten Frage nach den allgemeinen Gesetzmäßigkeiten der Reiz- Reaktionsbeziehungen bei der Rezeption von Schreisignalen durch den Signalempfänger gewertet werden.

Das Schema eröffnet über die Klassifikation inhaltlicher Schwerpunkte hinaus aber auch die Möglichkeit, bestimmte theoretische Positionen einordnen zu können, die zur Erklärung der Wirkung des Säuglingsschreies auf den Signalempfänger herangezogen werden. Murray (1979, 1985) stellt in ihren Übersichtsartikeln zwei Positionen gegenüber, die sie in Anlehnung an eine Arbeit von Hoffman

(1975) als Theorie der 'egoistischen' und der 'altruistischen' Motivation bezeichnet. Mit 'egoistischer' Motivation ist gemeint, daß der Empfänger durch die Wahrnehmung des Schreies in Distreß gerät und durch Zuwendung zum schreienden Kind versucht, die eigene Distreßreaktion zu mildern. Der Schrei wird bei dieser Hypothese in Analogie zu einer aversiv wirkenden Alarmsirene gesehen, die den Zuhörer dazu veranlaßt, im Sinne einer Fluchtreaktion entweder die Ursache des Lärmes zu beseitigen oder eine räumliche Distanz zum Stressor zu erzielen. Diese Hypothese wird vor allem von Ostwald (1963, 1972, 1973) vertreten. Sie hat den Vorteil der Einfachheit und läßt sich darüber hinaus gut in einen lerntheoretischen Rahmen einordnen. Elterliche Zuwendung ließe sich nach dieser Hypothese sehr leicht dadurch erklären, daß die Pflegereaktion durch Beendigung des Schreiverhaltens negativ verstärkt wird. Anders ausgedrückt: Das Kind belohnt seine Eltern dadurch, daß es mit dem Schreien aufhört, wenn es Zuwendung bzw. eine Befriedigung seiner Bedürfnisse verspürt. Murray (1979, 1985) argumentiert gegen diese Hypothese mit dem Einwand, daß die Basis elterlichen Verhaltens demnach eine rein egoistische sei und damit die Vielfalt elterlicher Zuwendung nicht erklärt werden könne. Sie führt als Alternativhypothese die Überlegungen von Hoffman (1975) an, wonach der offenkundige Distreß des Kindes im eigenen Erleben der Pflegeperson nachvollzogen wird ('sympathetic distress') und nun durch Zuwendung versucht wird, die Streßreaktion des Kindes - und damit die eigene - zu mildern. Altruistisch ist nach Meinung Murrays diese Motivation insofern, als die Pflegeperson primär am Kind interessiert sei und nicht an der Reduzierung eigenen Unbehagens. Den Vorteil dieser Hypothese sieht sie vor allem darin, daß diese die Einbeziehung von anderen als nur reizspezifischen Variablen im Sinne des obigen Schemas zur Erklärung des Pflegeverhaltens zuläßt. Zum Beispiel könnte die Kenntnis von Kontextinformationen über den momentanen Zustand des Kindes für die Art und Intensität der Zuwendungsreaktion von Bedeutung sein. Wolff (1969) zeigte, daß Mütter auf Schreie, von denen sie annahmen, sie seien durch Schmerzen des Kindes verursacht, stärker reagierten als auf solche, bei denen sie Hunger als Ursache vermuteten. Die Wirkung derartiger zustandsspezifischer Kontextinformationen ließe sich im Licht der 'Egoismus'-Hypothese nicht erklären. Diese geht ausschließlich von reizspezifischen Abhängigkeiten aus, d.h. die Zuwendungsreaktion läßt sich hinreichend erklären auf der Basis der Kenntnis physikalischer Reizmerkmale auf der Senderseite sowie psychoakustischer und lerntheoretischer Gesetzmäßigkeiten auf der Empfängerseite. Die 'Altruismus'-Hypothese geht von der Wahrnehmung der Notsituation des Kindes aus, die man im Sinne des obigen Schemas als Zustandsbedingung auf Seitens des Empfängers betrachten kann. Diese Wahrnehmung kann mit anderen Kognitionen verknüpft werden, z.B. der Einstellung zu dem Problem, ob man ein Kind in einer bestimmten Situation schreien lassen soll oder nicht. Aus der Möglichkeit der Interaktion verschiedener Kognitionen miteinander ergibt sich nach Meinung Murrays der wesentliche theoretische Vorteil der 'Altruismus'-Hypothese.

Betrachtet man aber die empirische Evidenz, die für die 'Altruismus'-Hypothese und gegen die 'Egoismus'-Hypothese spricht, so zeigt sich, daß es sie im Sinne einer eindeutigen Falsifizierung der einen oder anderen Hypothese nicht gibt. Bei genauerer Überlegung wird auch deutlich, daß sich 'Egoismus' und 'Altruismus' im Zusammenhang mit elterlichem Zuwendungsverhalten keineswegs auszuschließen brauchen und als Wirkfaktoren gleichermaßen nebeneinander existieren können. Es ist ohne weiteres vorstellbar, daß die Zuwendungsreaktion einer Mutter erfolgt, weil dem Kind einerseits ein Schmerzzustand zugeschrieben wird, den es zu lindern gilt und weil darüberhinaus sein Schreiverhalten auch unmittelbar aversiv wirkt. Die von Murray (1979, 1985) vorgenommene Polarisierung der beiden theoretischen Positionen ist deshalb nicht sinnvoll. Eine Gliederung der Wirkgrößen, wie sie im oben dargestellten Schema vorgeschlagen wird, hat demgegenüber den Vorteil, eine mehrdimensionale Beschreibung der erkennbaren Variablengruppierungen zu ermöglichen, die für eine umfassende Theorienbildung notwendig ist. Eine bestimmte Leithypothese über die relative Bedeutung einzelner Variablen gegenüber anderen wird dabei nicht impliziert. Die Variablen, die bei der 'Egoismus'- und der 'Altruismus'-Hypothese ins Spiel kommen, können innerhalb dieses Schemas als Spezialfälle betrachtet werden. Aus der planmäßigen Vervollständigung der vorgeschlagenen Klassifikation kann langfristig eine Forschungsstrategie abgeleitet werden, deren Ziel es ist, den relativen Stellenwert der drei Wirkungsebenen für die akustische Interaktion von Kind und sozialer Umwelt zu erkunden und die Beziehung der involvierten Variablen miteinander zu erhellen.

Die beiden in Kap. 1.1 ('Vorbemerkung') formulierten allgemeinen Fragestellungen können mit Hilfe des Schemas genauer spezifiziert werden. Die erste Fragestellung ist primär der Kategorie der Reizspezifität auf der Empfängerseite zugehörig. Mit stärker quantitativ orientierten Verfahren als den bisher üblichen soll versucht werden, charakteristische akustische Merkmale des Säuglingsschreies zu beschreiben. Auf der Grundlage einer quantitativen Beschreibung können physikalische und physiologische Modellvorstellungen besser entwickelt und getestet werden als mit qualitativ orientierten Methoden. Für eine individualspezifische Anwendung ergeben sich aus dieser Betrachtungsweise ebenfalls praktische Konsequenzen. So lassen sich, wie in Kap. 3.1 ('Das Problem der Individualspezifität') gezeigt wird, durch Spektralanalysen Diskriminatoren entwickeln, die mit großer Sicherheit die Identifikation eines individuellen Schreies ermöglichen. Die zweite Fragestellung wird auf dem Hintergrund der Individual-, Reiz und Zustandspezifität auf der Empfängerseite behandelt. Aus dem Katalog möglicher Themen, die mit diesen Kategorien verbunden sind, wird eine Auswahl von Einzelfragestellungen getroffen, die sich erstens mit bestimmten, quantitativ orientierten Verhaltenstechniken untersuchen lassen und zweitens die Herstellung einer Beziehung zu den akustischen Merkmalen des Säuglingsschreies erlauben.

2 PHYSIKALISCHE EIGENSCHAFTEN DES SÄUGLINGSSCHREIES

Entsprechend dem Schema von Tab. 1 gehört Kap 2 in die Kategorie 'Reizspezifität' unter die Rubrik 'Sender'. Kap. 2 ist in drei Teile gegliedert. Zunächst folgt eine Einführung in dieses Thema (Kap. 2.1). Sie hat die Aufgabe, erstens einen Einblick in die relevante Literatur zu geben und zweitens bestimmte physikalische und physiologische Grundlagen zu erörtern, die für ein Verständnis der eigenen akustischen Analysen wichtig sind. Anschließend (Kap. 2.2 'Akustische Analysen') werden die Ergebnisse der Analysen einer ausgewählten Stichprobe von Schreien sechs neugeborener Kinder in zwei Abschnitten dargestellt. Im ersten Abschnitt geht es um eine Beschreibung von Schreimerkmalen im Frequenzbereich mit Hilfe der Fouriertransformation. Im zweiten Abschnitt wird ein akustisches Modell des menschlichen Vokaltraktes angewendet und eine Analyse der Schreie auf der Basis dieses Modelles durchgeführt. Jeder Untersuchungsabschnitt ist mit einem Vorspann versehen, der die verwendeten Methoden erläutert. Die bereits in der folgenden Einführung definierten physikalischen Grundbegriffe werden hier weiter vertieft. Den Abschluß (Kap. 2.3) bildet eine Diskussion der Befunde im Zusammenhang mit Ergebnissen in der Literatur.

2.1 Einführung

2.1.1 Die physikalischen und physiologischen Grundlagen der menschlichen Vokalisation

Ein Schema des menschlichen Vokalapparates wird in Abb. 1 dargestellt. Physikalisch ähnelt das Vokalsystem einer Orgelpfeife mit zwei Ansatzrohren. Der subglottische Raum entspricht dem Blasebalg und einem Windrohr, was die Trachea anbelangt. Der Larynx entspricht dem Zungenwerk, der Nasen-Rachen- und der Mund-Rachenraum den Ansatzrohren. Der wesentliche Unterschied ist der, daß sich Stimmbänder und Vokaltrakt (*) nicht starr verhalten, sondern variabel.

*) Darunter wird im folgenden Text nur der Mund-Rachenraum verstanden. Dem Nasaltrakt wird für die Theorie der menschlichen Artikulation nur eine sekundäre Rolle zugeschrieben, da er an der Erzeugung von nur wenigen Phonemen beteiligt ist(z.B. /m/, /n/; siehe Fant, 1970; Flanagan, 1972; Rabiner & Schafer, 1978). Beim expiratorischen Schrei des Neugeborenen wird die Verbindung von Velum und Epiglottis aufgehoben und die Schallenergie durch den Mund-Rachenraum abgegeben (Bosma, Truby & Lind; 1965).

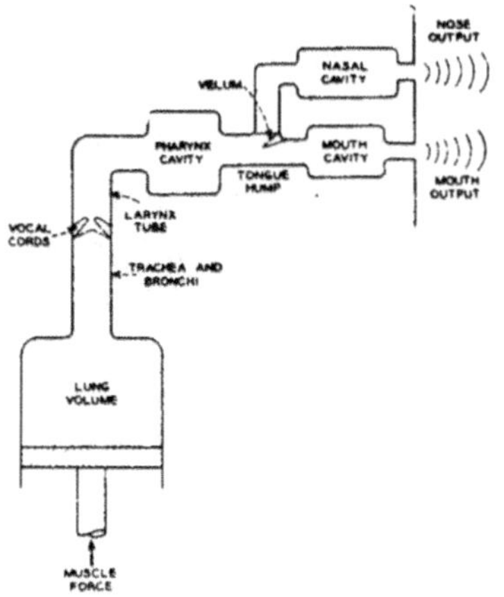

Abb. 1: Schema des menschlichen Vokalapparates (aus Flanagan, 1972)

Eine Stimmbildung (Phonation) kommt folgendermaßen zustande: Im Gegensatz zur Respiration wird bei der Phonation die Glottis weitgehend geschlossen. Durch den Luftdruck im subglottischen Raum (Expirationsdruck) werden die Stimmbänder auseinandergepresst und Luft strömt durch die Glottis. Bernoullis Gesetz besagt, daß der Druck innerhalb einer Öffnung, die zwei Kammern verbindet, zwischen denen ein Druckausgleich über ein gasförmiges oder flüssiges Medium stattfindet, kleiner ist als in den benachbarten Kammern. Innerhalb der Glottis herrscht demzufolge ein geringerer Gasdruck als im angrenzenden subglottischen und supraglottischen Raum. Die Rückstellkräfte der Stimmbandmuskulatur bewirken deshalb im Moment der Öffnung und des Druckausgleiches in Verbindung mit den Saugkräften innerhalb der Glottis einen erneuten Schluß der Glottis. Wiederum baut sich vor der Glottis ein Überdruck auf und der Vorgang wiederholt sich. Die Stimmbänder geraten in impulsartige Schwingungen (Bernoulli-Schwingungen), die auf die umgebende Luft übertragen werden. Auf Grund ihrer Impulscharakteristik sind diese Schwingungen sehr reich an Obertönen, d.h. sie enthalten spektral gesehen eine Vielzahl von Einzelschwingungen. Die Tonhöhe der Stimme wird durch die Grundfrequenz dieser Druckimpulse bestimmt. Sie hängt einerseits vom subglottischen Druck und andererseits von der Länge, Dicke und Spannung der Stimmbänder ab, die mittels der Glottisabduktoren und -adduktoren variabel eingestellt werden können. Steigt der subglottische Druck bei konstanten Spannungsverhältnissen an den Stimmbändern, steigt auch die Grundfrequenz. Bewirkt wird dieser Zusammenhang durch die bei höherem Druck gegebene höhere Geschwindigkeit des Druckanstieges, der die Glottis zu einem rascheren Druckausgleich drängt.

Wird bei konstantem Expirationsdruck die Spannung der Stimmbänder durch die Aktivität des M. vocalis erhöht, steigt ebenfalls die Grundfrequenz. Dies kann dadurch erklärt werden, daß die stärker eingestellten Rückstellkräfte die Glottis zu einem rascher einsetzenden Schluß bringen. Dadurch ensteht wiederum ein sich schneller entwickelnder subglottischer Druck, der das System zu einer höheren Oszillation zwingt. Die Grundfrequenz der menschlichen Sprechstimme liegt im Bereich von 90 Hz bei einer tiefen Männerstimme, bis ca. 300 Hz bei einer hohen Frauenstimme. Bei Gesangsstimmen erreicht der Sopran eine obere Grundfrequenzgrenze von ca. 1400 Hz.

Die von der Glottis abgestrahlte Schallenergie hängt in ihrer Intensität ebenfalls vom Expirationsdruck und den Stimmbandparametern ab. Deshalb müssen zur Erzeugung eines Tones bei einer bestimmten Tohhöhe sehr fein aufeinander abgestimmte Regulationen der beteiligten Stimmbandmuskulatur stattfinden. Hat ein Sänger z.B. die Aufgabe, bei einer konstant zu haltenden Tonhöhe die Lautstärke zu steigern, muß bei steigendem Expirationsdruck gleichzeitig eine Entspannung der Stimmbänder durchgeführt werden. Eine derartige Dissoziation von Tonhöhe und Lautstärke ist auch bei der Sprechstimme zu beobachten, z.B. wenn ein Sprecher sich bemüht, bewußt tief zu sprechen, seine Lautstärke aber konstant hält oder sogar steigert, um eine bestimmte Wirkung zu erzielen ('Nikolaus-Stimme'). Beim Säugling ist eine differentielle Regulation von Tonhöhe und Lautstärke noch nicht zu erwarten. Allerdings liegen bisher auch noch keine systematischen Untersuchungen zur Ontogonese dieser Differenzierung beim Menschen vor.

Die obige Beschreibung stellt nur eine globale, für den vorliegenden Zweck aber ausreichende Darstellung der physikalischen und physiologischen Mechanismen der menschlichen Phonation dar. Die tatsächlichen physikalischen Vorgänge in der Umgebung der Glottis sind außerordentlich kompliziert und können nur durch Verwendung nichtlinearer Differentialgleichungen hinreichend beschrieben werden (Flanagan, 1972). Eine Übersicht über neuere aerodynamische Theorien des Vibrationsverhaltens der Stimmbänder gibt Broad (1979).

Neben stimmhaften Lautäußerungen entstehen durch Luftturbulenzen und Reibungen auch (nicht-stimmhafte) Geräusche im Larynx und im supralaryngalen Raum, die akustisch wirksam sind. Beim Flüstern z.B. oszillieren die Stimmbänder nicht. Hierbei wird durch eine schmale Öffnung der Glottis im Bereich der Stellknorpel Luft hindurchgepresst und ein Geräusch erzeugt, das als Signalquelle fungiert. Mittels eines sehr beweglichen Muskelsystems ist der Vokaltrakt in der Lage, durch Zungen- und Kieferstellung den Klang sowohl stimmhafter und als auch stimmloser Laute zu verändern.

Physikalisch kommt die Klangbildung primär dadurch zustande, daß sich stehende Wellen auf Grund der Resonanzeigenschaften ausbilden, die die verschiedenen Räume des Vokaltraktes besitzen. Die Frequenzbänder, die die Positionen dieser Eigenschwingungen des Vokaltraktes im Frequenzbereich beschreiben, nennt man Formanten. Sie stellen Energieschwerpunkte dar, deren Amplitude, Form und Position im Frequenzspektrum die Klangfarbe der in den Vokaltrakt eingeleiteten stimmhaften oder stimmlosen Signale wesentlich beeinflußt (eine Definition des Begriffes 'Frequenzspektrum' erfolgt in Kap. 2.2.2 'Spektralanalyse mit der schnellen Fouriertransformation (FFT)'). Eine solche Veränderung der spektralen Eigenschaften eines Signales, die durch ein das Signal bewertendes, kausales System erzielt wird, nennt man in der Nachrichtentechnik Filterung. Mathematisch basiert sie auf dem Prinzip der Faltung oder Konvolution (s. Kap. 2.2.3 'Analyse der Schreie mit der linearen Prädiktionstechnik'). Der Vokaltrakt wirkt deshalb wie ein Filter, das seine Übertragungseigenschaften aufgrund zentralnervöser Steuerung zeitlich ändern kann. Auf dieser zeitvariablen Filterwirkung basiert die menschliche Artikulation.

Geht man von der idealisierten Vorstellung aus, der Vokaltrakt entspräche im Prinzip einer starren Röhre, die nur nach einer Seite hin geöffnet ist, so besteht zwischen der Frequenz der möglichen Resonanzen, der Ordnungszahl der Resonanzen und der

Länge des Rohres eine einfache mathematische Beziehung. Sie soll hier erwähnt werden, da sie die Grundlage einer noch auszuführenden Überlegung von Lieberman et al. (1971) darstellt, wonach sich der Vokaltrakt des Neugeborenen im wesentlichen nach dem Modell einer einseitig geöffneten Röhre verhält, die zu den Lippen hin offen und zur Glottis hin geschlossen ist.

$f(n) = (2n - 1)c / 4l$

n = 1, 2, 3 .... Ordnungszahl der Resonanzen

l = Rohrlänge

c = Schallgeschwindigkeit in Luft

Nimmt man beim Neugeborenen z.B. eine durchschnittliche Länge des Vokaltraktes von 7.5 cm von der Glottis bis zu den Lippen an, kann man errechnen, daß eine erste Resonanz (n = 1) bei f(1) = 343 m/s : 4 x 7.5 cm = 1.14 kHz liegt. Eine zweite und eine dritte Resonanz sind demnach bei 3.43 und 5.72 kHz zu erwarten. Ein solches akustisches Modell erlaubt natürlich keinerlei Artikulation, denn dazu ist es erforderlich, Frequenz, Form und Amplitude der Formanten zeitlich variabel verstellen zu können. Wiederum idealisiert betrachtet ist dies möglich, wenn man sich den Vokaltrakt bestehend aus einem System aneinandergereihter Rohrsegmente vorstellt, deren einzelne Durchmesser unabhängig voneinander variieren können. Die durch die Variation der Rohrdurchmesser entstehenden Reflexionen der Schallwellen sorgen für eine Vielfalt von Resonanzmöglichkeiten, die zur Artikulation ausgenutzt werden können.

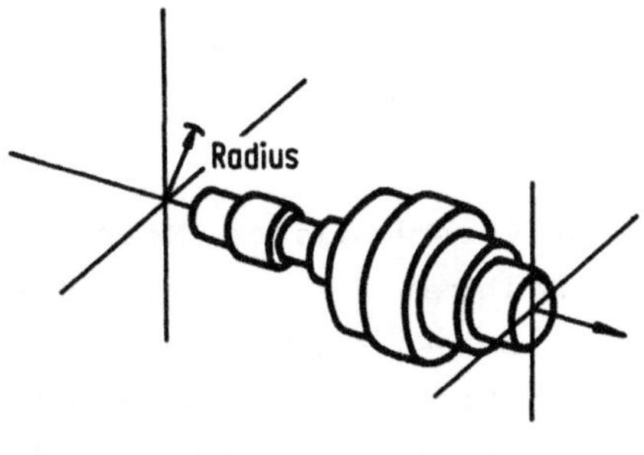

Abb. 2: Schema des Rohrsegmentmodelles des Vokaltraktes (aus Markel & Gray, 1976)

Fant (1970) gelang es aufgrund der Analyse des Resonanzverhaltens eines solchen Rohrsegmentmodelles, die sich kurzfristig ändernden Übertragungseigenschaften eines menschlichen Vokaltraktes mathematisch zu beschreiben. Die Bildung bestimmter Phoneme kommt nach diesem Modell dadurch zustande, daß sich der Durchmesser einzelner Segmente innerhalb von Millisekunden ändert und sich charakteristische Konfigurationen von Segmentdurchmessern ergeben. Der Vorteil dieses akustischen Modelles gegenüber einer reinen Deskription von Signaleigenschaften (auch wenn sie spektralanalytisch orientiert ist) besteht darin, daß es den physiologischen Gegebenheiten im Vokaltrakt in wesentlichen Punkten folgt: Eine das System anregende Schwingung (stimmhaft oder stimmlos) wird durch den nachfolgenden Vokaltrakt bestimmten Veränderungen in ihrer spektralen Struktur unterzogen, die von den momentanen räumlichen Verhältnissen im Vokaltrakt abhängen. Das Problem, das vom Algorithmus bewältigt werden muß, besteht darin, die vom Mund abgestrahlte Schallwelle so zu analysieren, daß die anregende Schwingung und die Anteile, die von den Filtereigenschaften des Vokaltraktes abhängen, voneinander separiert werden können. Diesen Vorgang nennt man Dekonvolution. Zur quantitativen Charakterisierung der anregenden Schwingung wird weiterhin die Information benötigt, welche Amplitude sie besitzt und ob sie stimmhafter oder stimmloser Natur ist. Ist das Signal stimmhaft, ist ihre Grundfrequenz (F0) zur weiteren Charakterisierung zu bestimmen. Die filternde Funktion des Vokaltraktes wird mathematisch durch einen Vektor von Koeffizienten abgebildet, der sogenannten Impulsfunktion. Sie enthält die Information über die momentanen Resonanzeigenschaften des Vokaltraktes. Da diese Resonanzeigenschaften von der Form des Vokaltraktes bzw. des Röhrensegmentmodelles abhängen, kann aus dem gewonnenen Koeffizientenvektor die korrespondierende Form abgeleitet werden (s. Kap. 2.2.3.4 'Analyse des Neugeborenenvokaltraktes auf der Basis des Rohrsegmentmodelles').

Die Literatur berichtet gegenwärtig von verschiedenen Methoden, um diese Modellberechnungen durchzuführen (s. Fant, 1970; Flanagan, 1972; Markel & Gray, 1976, Rabiner & Schafer, 1978; Wakita, 1973). Durch die Einführung der linearen Prädiktionstechnik (Atal & Hanauer, 1972) öffnete sich ein Weg, um das Modell numerisch besonders effizient mit Computern zu berechnen.

Die Gültigkeit dieser Technik zeigte sich u.a. darin, daß es mit ihr gelang, gut verständliche Sprache künstlich zu erzeugen (Markel & Gray, 1976).

2.1.2. Grundfrequenzanalysen bei Säuglingsschreien

Man kann einen expiratorischen Schrei (Dauer ca. 0.5 bis zwei Sekunden) von einem kürzeren, etwas höherfrequenten inspiratorischen Schrei (Dauer ca. 0.1 bis 0.2 Sekunden) unterscheiden. Beim inspiratorischen Schrei baut sich ein Winddruck im supraglottischen Raum auf und regt von dort her die Stimmbänder zu Schwingungen an, die dann wieder in den supraglottischen Raum abgestrahlt werden. Der Grundfrequenzverlauf des Expirationsschreies wird häufig als zunächst steigend, dann fallend beschrieben (Ringel & Kluppel, 1964; Sedlackova, 1964; Wasz-Hoeckert et al., 1968; Truby & Lind, 1965; Wolff, 1969). Dieser Verlauf der Grundfrequenz steht vermutlich in einem engem Zusammenhang mit dem Verlauf der Winddruckamplitude bei der Expiration. Das zeigt sich auch darin, daß der vom Mund abgestrahlte Schalldruckpegel, der ebenfalls vom Expirationsdruck abhängt, einen ähnlichen steigend-fallenden Verlauf hat.

Der Untersuchung des durchschnittlichen Niveaus der Grundfrequenz gilt schon seit langem die Aufmerksamkeit einer Vielzahl von Autoren. In der klassischen Arbeit von Fairbanks (1942), die der Autor anhand der Schreie seines Sohnes durchführte, ermittelte er mit einer 'photophonographischen Technik' im ersten Lebensmonat einen durchschnittlichen Wert von 373 Hz. Seitdem sind eine Reihe von Arbeiten erschienen, die mit zum Teil sehr unterschiedlichen und wesentlich verfeinerten Methoden diesen Wert an größeren Stichproben in etwa bestätigten. Die folgende Darstellung aus einer Literaturübersicht von Hollien (1980) zeigt eine Zusammenstellung verschiedener Grundfrequenzwerte aus verschiedenen Arbeiten in Abhängigkeit vom Lebensmonat. Als zentrale Tendenz ergibt sich für die ersten beiden Lebensmonate ein durchschnittlicher Wert von ca. 400 Hz. Die Anfangswerte weisen offenbar beträchtliche Variationen auf. Den niedrigsten F0-Wert berichtet Michel (1962) mit 289 Hz. Der Wert kann allerdings nicht als repräsentativ angesehen werden, denn er bezieht sich nur auf ein einzelnes (männliches) Kind. Den höchsten Wert von 518 Hz, der sich auf eine Stichprobe von 14 ca. zwei Tage alte Kinder be-

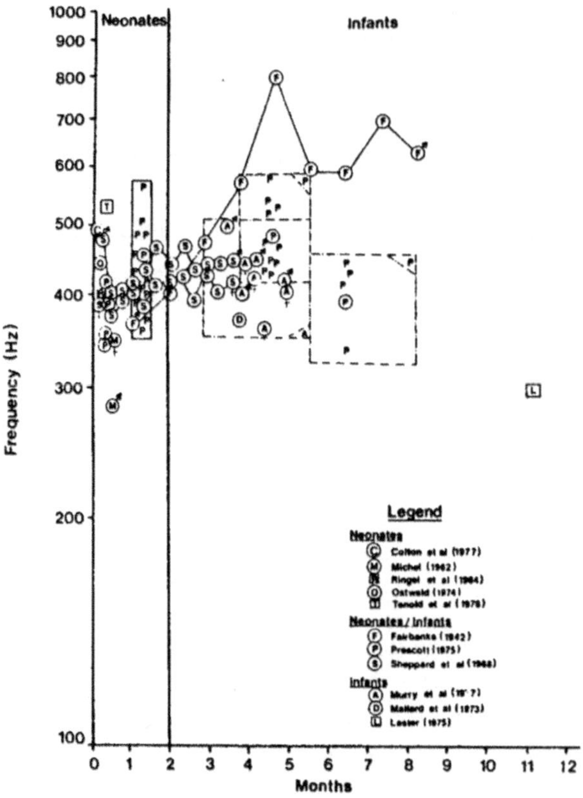

Abb. 3: Zusammenfassung von F0-Werten verschiedener Autoren (aus Hollien, 1980)

zieht, beobachten Tenold et al. (1974) anhand von Schmerz-induzierten Schreien. Die Autoren benutzten ein quantitatives spektralanalytisches Verfahren, eine sogenannte Cepstrum-Analyse, die eine vergleichsweise exakte F0-Bestimmung ermöglicht. Sheppard und Lane (1968) bestimmten die F0 (Anfangswert: 380 - 480 Hz) ebenfalls mit einer Computertechnik. Ihre Stichprobe war allerdings sehr klein (N = 2). Die Schreistichproben waren spontan geäußerte Vokalisationen, die von den Autoren über fünf Monate hinweg systematisch analysiert wurden. Ringel und Kluppel (1964) fanden bei 10 Neugeborenen, deren Schreie durch Applikation von Schmerzreizen ausgelöst wurden, eine durchschnittliche

F0 von 413 Hz. Sie benutzten eine tonspektrographische Methode, die allerdings nur ein begrenztes Frequenzauflösungsvermögen besitzt. Abb. 4 zeigt ein derartiges Tonspektrogramm, das einer Arbeit von Zeskind (1983) entnommen wurde.

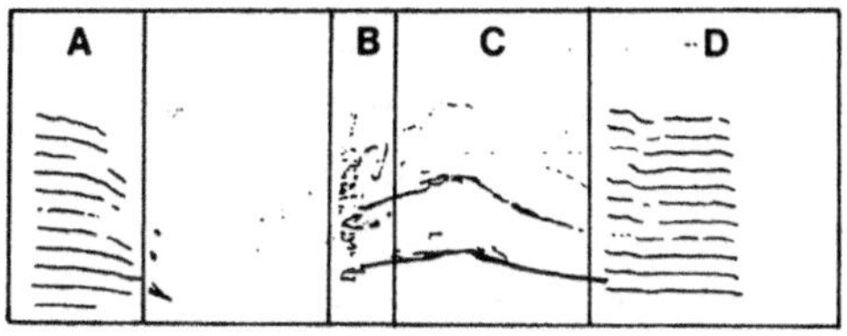

Abb. 4: Tonspektrographische Darstellung des Schmerzschreies eines Kindes. Die Einteilungen A - D auf der Zeitachse sind willkürlich gewählt, um bestimmte Abschnitte des Spektrogramms voneinander abzugrenzen (aus Zeskind, 1983).

Die Konzentration akustischer Energie wird durch eine Schwärzung auf dem Registrierpapier in Abhängigkeit von der Frequenz und der Zeit angezeigt. Es handelt sich um eine sogenannte Schmalbandanalyse, bei der das analysierende Filter so eingestellt wird (Bandbreite: 45 Hz), daß einzelne Frequenzbänder als ganzzahlige Vielfache der F0 (sogenannte Harmonische) aufgelöst werden. Die Frequenz der 1. Harmonischen (unterstes Frequenzband) entspricht der F0. Ebenfalls mit einer Tonspektrographie analysierte Prescott (1975) die spontan geäußerten Schreie einer Stichprobe von 16 Kindern. Er fand für die ersten vier Lebenstage eine durchschnittliche F0 von 384 Hz. Eine vergleichsweise große Stichprobe von Geburtsschreien (N = 108) unterzogen Gardosik, Ross und Singh (1980) einer Fourieranalyse und berechneten eine durchschnittliche F0 von 462 Hz.

Die bisherigen Angaben gelten für gesunde Neugeborene. F0-Werte oberhalb von 700 Hz und unterhalb von 300 Hz finden sich gehäuft bei Kindern mit erhöhtem neurologischen Risikostatus, wie z.B. im Falle von Trisomie 21 (Down-Syndrom) oder Trisomie 13-15, wo eine auffallend niedrige Grundfrequenz bei Schmerzschreien feststellbar ist (Lind et al. 1970; Ostwald et al. 1970), und bei verschiedenen Formen der Hirnschädigung oder bei Frühgeborenen, die auffallend hohe Grundfrequenzen zeigen (Lind et al. 1966; Michelsson, 1971; Zeskind & Lester, 1978).

2.1.3 Spektrale Merkmalsanalysen

Ostwald (1963) zeigte durch zeitliche Mittelung von Spektren (Erläuterung des Begriffes 'Spektrum' in Kap. 2.2.2) einer Stichprobe von Säuglingsschreien, daß das Maximum der Energie bei ca. 1500 Hz liegt. Zu diesem Zeitpunkt standen spektralanalytische Verfahren wie die schnelle Fouriertransformation (s. Kap. 2.2.2) noch nicht zur Verfügung. Er verwendete deshalb eine frequenzselektive Filtermethode (Halb-Oktav Bandpässe), um die spektrale Energie im Bereich von 0.15 - 8 kHz quantitativ zu bestimmen. Die von Ostwald festgestellte Energiekonzentration entspricht dem 1. Formanten, wie sich aus der Modellrechnung in Kap. 2.1.1 ableiten läßt. Weitere Formanten finden sich im Bereich von 3 - 4 und 5 - 6 kHz (Lieberman et al., 1971; Colton & Steinschneider, 1980). Abbildung 5 zeigt die Breitbandanalyse (Bandbreite: 300 Hz) des Geburtsschreies eines Kindes aus der Arbeit von Lieberman et al. (1971), die die einzelnen Harmonischen nicht mehr auflöst und dadurch die Formanten zur Geltung kommen läßt. Sie zeigen sich als breite Schwärzungen. Hier beruhen sie vor allem auf der Energiekonzentration stimmloser Komponenten, die den Vokalapparat zur Resonanz anregen.

Mit tonspektrographischen Methoden versuchten Truby und Lind (1965) eine spektralanalytische Klassifikation des Ausatmungsschreies von Neugeborenen zu erzielen. Sie unterscheiden drei Arten von Schreien:

1. Phonation

Damit ist ein Schrei gemeint, dessen primäre Quelle die im Larynx erzeugten stimmhaften Schwingungen sind. Spektral zeichnet er sich durch eine Anordnung unterscheidbarer Frequenzbänder aus, die ganzzahlige Vielfache der Grundfrequenz sind (s. Abb. 4).

2. Dysphonation

Hierbei enthält die Stimme deutlich erkennbar auch stimmlose, geräuschhafte Anteile. Sie stammen von Reibungen und Perturbationen bei der Interaktion des Luftstromes mit den Stimmbändern oder der Oberfläche des Mund-Rachenraumes. Spektral erscheinen diese Geräusche, indem sie die stimmhaften Anteile über große

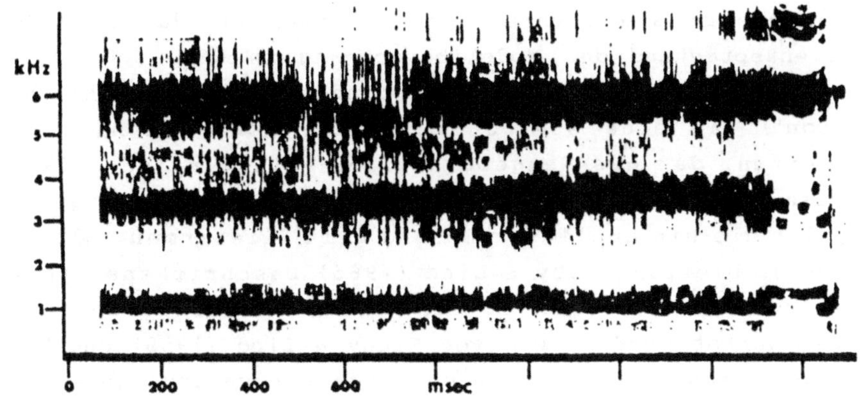

Abb. 5: Formantdarstellung beim Geburtsschrei eines Kindes (aus Lieberman et al., 1971

Bereiche des Spektrums überlagern, oder - wie beim Geburtsschrei in Abb. 5 - die Frequenzbänder vollständig konstituieren (s. auch Abb. 4, Abschnitt B).

3. Hyperphonation

Die Stimme wird in der Tonlage deutlich erhöht wahrgenommen. Dies geschieht nach Meinung der Autoren entweder dadurch, daß durch Anspannung der Stimmbänder die Grundfrequenz ansteigt und/oder bestimmte höherfrequente Stimmanteile durch Resonanzveränderungen im Vokaltrakt akustisch betont werden (siehe Abb. 4, Abschnitt C). Dysphonation und Hyperphonation werden von den Autoren als Ausdruck besonderen Unbehagens gewertet, wie er z.B. nach Applikation von Schmerzreizen auftritt.

Die bisher geschilderten Befunde sind primär deskriptiver Natur. Einen Schritt in Richtung auf die Formulierung eines physikalischen Modelles der Neugeborenenvokalisation mit dem Ziel, die akustischen Eigenschaften des Signales theoretisch besser einordnen und erklären zu können, unternahmen Lieberman et al. (1971). Sie gingen dabei von dem akustischen Röhrensegmentmodell Fants (1970) aus. Die Autoren stellten die Frage, ob der Neugeborenenschrei Anzeichen von Artikulation erkennen läßt. In diesem Fall müßten in den Formantspektren von Schreien Hinweise dafür zu finden sein, daß sich der Vokaltrakt nicht wie eine Röhre verhält, bei der sich die Durchmesser der einzelnen Segmente stets gleichsinnig zueinander verhalten, da Artikulation eine gewisse Unabhängigkeit einzelner Segmente voneinander voraussetzt. Die Autoren fanden auf Grund ihrer Formantspektren, daß sich der Vokaltrakt entsprechend der Modellberechnung in Kap. 2.1.1 ('Die physikalischen und physiologischen Grundlagen der menschlichen Vokalisation') wie eine starre akustische Röhre verhält und schlußfolgerten, daß das Neugeborene zur Artikulation unfähig sei. Sie diskutierten dies im Zusammenhang mit Untersuchungen an Primaten, für die ein ähnlicher Befund gilt (Lieberman, Klatt & Wilson, 1960). Die von Truby & Lind (1965) beschriebene Hyperphonation ist von Lieberman et al. (1971) ebenfalls in ihren Analysen beobachtet worden. Die von Truby & Lind (1965) gegebene Erklärung von Resonanzverschiebungen durch Formveränderungen des Vokaltraktes als Ursache für dieses Phänomen widerspricht der Annahme einer inflexiblen Vokaltraktröhre. Ausgehend von ihren Modellvorstellungen und einer Arbeit von van den Berg (1960) bieten Lieberman et al. (1971) eine Alternativhypothese zur Erklärung der Hyperphonation an: Wenn eine einseitig geschlossene Röhre bei akustischer Anregung nach der geschlossenen Seite hin ebenfalls geöffnet wird, ergibt sich eine Verdoppelung der Resonanzfrequenzen entsprechend der folgenden Beziehung:

$$f(n) = nc / 2l$$

$n = 1, 2, 3, \ldots$ Ordnungszahl der Resonanzen
l = Länge der Röhre
c = Schallgeschwindigkeit in Luft

Z.B. beträgt nach dieser Formel, bei einer Vokaltraktlänge von 7.5 cm, die Frequenz des 1. Formanten $f(1) = 2.28$ kHz. Die Autoren vermuten, daß manche Neugeborene bei hohem Expirationsdruck die muskuläre Kontrolle über die Stimmbänder verlieren und die Glottis nicht mehr geschlossen halten können. Dadurch ergibt sich eine Öffnung zum subglottischen Raum und folglich eine Resonanzsituation, die der genannten Gesetzmäßigkeit gehorcht. Die Schallerzeugung geschieht in diesem Moment auf stimmlose Weise durch Reibungen, da die Stimmbänder nicht mehr oszillieren.

Bisher ist der Theorie Liebermans et al. (1971) in der Literatur nicht ernsthaft widersprochen worden. Der Beginn artikulatorischer Prozesse wird beim Säugling frühestens mit dem Auftreten sogenannter 'cooing'-Laute nach Ablauf von sechs bis acht Wochen angenommen (Kent, 1981; Oller, 1978; Stark, 1977). Kritisch anmerken läßt sich allerdings, daß die Autoren ihre Ergebnisse nur auf tonspektographische Analysen stützten, die keine direkte Berechnung des Segmentmodelles zulassen. Wie man deutlich bei Abbildung 4 und 5 erkennen kann, ist die Amplitude, die nur durch den Grad der Schwärzung erkennbar ist, nur sehr schlecht aufgelöst. Dies könnte dazu führen, daß die Position von Formanten nicht in allen Fällen richtig erkannt wird und feinere Änderungen in den Resonanzeigenschaften des kindlichen Vokaltraktes übersehen werden.

Ein Ansatz zur Verwendung eines quantitativen akustischen Modelles findet sich bei Golub (1979). Er untersuchte Schmerzschreie zwei bis vier Tage alter Kinder, von denen 20 als medizinisch abnormal, 23 als problematisch und 55 als normal eingestuft wurden und analysierte u.a. das zeitabhängige Resonanzverhalten des kindlichen Vokaltraktes sowie Grundfrequenzverläufe unter Zuhilfenahme bestimmter physiologischer und anatomischer Zusatzannahmen, die für Neugeborene gelten. Er stellt die Hypothese auf, daß bei Neugeborenen die muskuläre Kontrolle der Stimmbänder nicht wie beim Erwachsenen kontinuierlich, sondern sprunghaft stattfindet und postuliert einen Zusammenhang dieser 'quantalen' Larynxprozesse mit neuronalen Reifungsvorgängen. Aus diesem postulierten Zusammenhang ergibt sich nach Meinung des Autors die Möglichkeit, eine diagnostische Klassifikation von Neugeborenen in Abhängigkeit vom Status ihrer neuronalen Reife zu erzielen.

2.1.4 Schlußfolgerung

Aus den bisher geschilderten Problemstellungen bei der Erforschung der akustischen Merkmale der Neugeborenenvokalisation sollen nun einige herausgegriffen werden, die besonders wichtig für ein Verständnis des Neugeborenenschreies erscheinen und mit den Methoden der digitalen Signalverarbeitung, wie sie für die eigenen Analysen entwickelt wurden, quantitativ untersucht werden können.

Man kann zwischen Forschungsstrategien, die primär deskriptiv orientiert sind und anderen, die von gezielten Modellannahmen geleitet sind, unterscheiden. In die Kategorie der signaldeskriptiven Fragestellungen gehören die meisten der bisher geschilderten spektralanalytischen Untersuchungen, bei denen es primär auf eine Klassifikation einzelner Merkmale ankommt, ohne daß ein bestimmtes kausales Modell des Zustandekommens dieser Merkmale impliziert ist. Zu den modellorientierten Fragestellungen zählen z.B. die Untersuchungen des Resonanzverhaltens des Neugeborenenvokaltraktes und seiner Entwicklung in Hinblick auf akustische, physiologische und anatomische Gesetzmäßigkeiten.

Bisher kennt man aus der Literatur im wesentlichen die Spektralanalysen von Säuglingsschreien, die durch Tonspektrographie gewonnen werden. Diese stellt vor allem deshalb eine Standardmethode für die Signaldeskription dar, weil sie eine anschauliche Abbildung spektraler Merkmale in Abhängigkeit von der Zeit erlaubt. Die Information, die in der Amplitude der einzelnen spektralen Komponenten enthalten ist, kommt dabei aber wenig oder überhaupt nicht zur Geltung. Eine Lösung dieses Problems kann durch Einführung einer Kurzzeitspektralanalyse erzielt werden, die in der Form der schnellen Fouriertransformation zeiteffiziente Berechnungen der Signalenergie in Abhängigkeit von der Frequenz und der Zeit erlaubt. Durch zeitliche Mittelung der Kurzzeitspektren kann man von der Zeit abstrahieren und spektrale Erwartungswerte betrachten. In Kap. 2.2.2 ('Spektralanalysen mit der schnellen Fouriertransformation (FFT)') werden einige Beispiele dafür gegeben, wie mit dieser Methode die spektrale Struktur von Neugeborenen anschaulich und ohne Verlust von Information dargestellt werden kann. Anwendungen für psychophysikalische und experimentelle Fragestellungen mit dieser Form der Spektralanalyse finden sich in Kap. 3 ('Die Rezeption von Neugeborenenschreien').

Niveau und Verlauf der Grundfrequenz ist ebenfalls mit den üblichen tonspektrographischen Methoden nur unzulänglich beschreibbar, da selbst die sogenannte Schmalbandanalyse nur über eine Auflösung von 45 Hz verfügt. Verglichen mit der Diskriminationsfähigkeit des menschlichen Ohres, das im Bereich der Grundfrequenz des Neugeborenenschreies in der Lage ist, Töne, die nur wenige Hz voneinander differieren, zu unterscheiden, ist diese Auflösung sehr gering und für die Beobachtung feinerer Verlaufseffekte ungeeignet (*, S. 26).

Da dem Verlauf und dem Niveau der Grundfreuenz in der Literatur große Bedeutung beigemessen wird und ihre Kenntnis auch für die eigenen in Kap. 3 geschilderten Experimente zur Rezeption von Neugeborenenschreien wesentlich ist, soll eine vergleichsweise exakte Methode zu ihrer Bestimmung verwendet werden.

Modellorientierte Analysen, wie sie durch die Arbeit von Lieberman et al. (1971) repräsentiert sind, sind für ein Verständnis der Mechanismen, die an der Entstehung der Neugeborenenvokalisation beteiligt sind, von großer theoretischer Bedeutung. Wenn es gelänge, Indikatoren zu finden, die die akustischen Vorgänge im Vokaltrakt des Neugeborenen besser abbilden, als dies mit tonspektrographischen Methoden möglich ist, ergäben sich daraus wichtige Kosequenzen für weitere Forschungen. Z.B. könnte die Entwicklung dieser Prozesse an Hand solcher Indikatoren genauer untersucht werden und dadurch ein besseres Verständnis der Ontogenese der menschlichen Artikulation erreicht werden. Auch klinische Anwendungen sind denkbar. Mit tonspektrographischen Mitteln wird versucht, akustische Korrelate von Mißbildungen des Mund-Rachenraumes bei Säuglingen zu identifizieren (Michelsson et al., 1975; Michelsson & Wasz-Höckert, 1980). Akustische Indikatoren, die Resonanzvorgänge im Vokaltrakt stärker quantitativ abbilden, könnten für derartige frühdiagnostische Zwecke sinnvoll eingesetzt werden. Deshalb soll versucht werden (Kap. 2.2.3 'Analyse der Schreie mit der linearen Prädiktionstechnik') mit Methoden der digitalen Signalverarbeitung eine neuartigen Betrachtungsweise durch einen modellorientierten Ansatz zu demonstrieren.

*) S. 25) Bei tonspektrographischen Grundfrequenzanalysen wird deshalb die Methode angewandt, Verlauf und Niveau von Oberwellen zu betrachten, die proportional zur Grundfrequenz verlaufen aber in der Frequenz besser aufgelöst werden können. Häufig ist aber in einem akustischen Signal keine einfache harmonische Struktur gegeben, so daß dann diese Methode nicht mehr anwendbar ist.

2.2 Eigene akustische Analysen

Das Analysekonzept gründet auf Methoden, die unter dem Oberbegriff der digitalen Signalverarbeitung zusammengefaßt werden (Oppenheim & Schafer, 1975; Rabiner & Gold, 1975; Stearns, 1979; Digital Signal Processing Committee (Hrsg), 1979). Darunter versteht man in der nachrichtentechnischen Literatur vor allem Anwendungen verschiedener Formen der Fouriertechnik und der Theorie digitaler Filter auf die Analyse und Synthese von Signalen im Zeit- und Frequenzbereich. Die hierbei verwendeten Algorithmen sind zur Lösung nachrichtentechnischer Probleme optimierte Verfahren einer mathematischen Disziplin, die als Zeitreihenanalyse bezeichnet wird (Chatfield, 1980; Robinson, 1983; Schlittgen & Streitberg, 1984). Die Grundlagen der modernen Zeitreihentheorie sind vor allem auf die Arbeiten von Norbert Wiener zurückzuführen, dessen Anliegen es war, im Hinblick auf die Regelung automatischer Zielerfassung für militärische Zwecke die Zukunft eines Signales aus der statistischen Struktur seiner Vergangenheit vorherzusagen (Wiener, 1949). Die Entwicklung, die die Ideen Wiener's seit dieser Zeit erfahren haben, hat die Signalverarbeitung und Theorienbildung in sehr unterschiedlichen Disziplinen wie Geophysik, Nachrichtentechnik, Biophysik, Medizin (z.B. EEG-Analysen) oder Ökonometrie nachhaltig beeinflußt. In diesem Zusammenhang ist auch die Entwicklung der Verfahren zur digitalen Analyse und Synthese der menschlichen Stimme zu sehen, die für die vorliegende Arbeit von Bedeutung sind. Prinzipiell ist die Anwendung der Prädiktionstheorie Wiener's nicht an ein bestimmtes technisches Substrat (Hardware) gebunden, um realisierbar zu sein. Ursprünglich wurden Analogrechner verwendet, um die Wiener'schen Gleichungen zu lösen. Der Digitalrechner gestattet allerdings in Verbindung mit effizienten numerischen Verfahren eine erheblich höhere Verarbeitungsgeschwindigkeit und Genauigkeit der Rechenoperationen als ein analoges Rechensystem.

Für die akustische Signalverarbeitung im Rahmen dieser Arbeit wurde ein modulares Mikrocomputersystem ausgewählt, das in Hinblick auf Erweiterung von Hard- und Software genügend Spielraum bot, um wechselnden Anforderungen gerecht zu werden. Aus vorheriger Erfahrung im Umgang mit größeren Rechnersystemen ergab sich, daß diese häufig nicht flexibel genug sind, um dem Anwender notwendige Änderungen in der Hardwarestruktur des Rechners schnell und kostengünstig zu gestatten. Wie sich im Laufe der Entwicklungsarbeiten herausstellte, waren derartige Änderungen aber häufig erforderlich, so daß die Entscheidung für ein Mikrocomputersystem sinnvoll war. Für dieses System wurde ein Softwarepaket in FORTRAN und Maschinensprache geschrieben, das den technischen Möglichkeiten des Rechnersystems angepaßt ist und zeiteffiziente Lösungen erlaubt. Die Details dieses Systems sollen in der folgenden Schilderung der akustischen Analysen nicht ausführlich behandelt werden. Für ein Verständnis der Ergebnisse reicht eine Einführung in die theoretischen und praktischen Grundlagen der jeweiligen Verfahrens aus, die den relevanten Kapiteln vorangeht.

2.2.1 Beschreibung des Computersystems

Ein Schema des Systems gibt die folgende Abbildung:

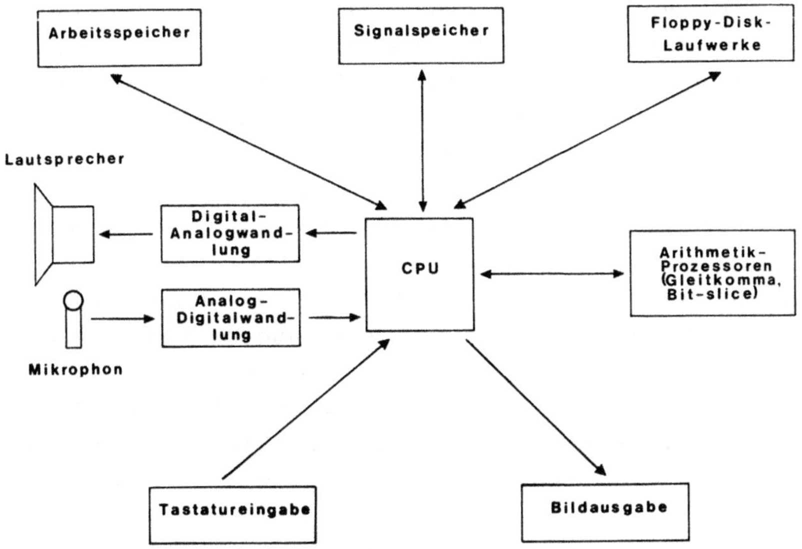

Abb. 6: Schema der Signalverarbeitungsanlage

Den Kern der Hardwarestruktur des Rechners bildet eine CP/M-fähige Z-80-ECB-Bus CPU (Fa. Michels & Kleberhoff, Wuppertal). Sie verfügt über einen Arbeitsspeicher und einen Signalspeicher, in den bis zu 480000 digitalisierte Signalwerte mit einer Abtastrate von maximal 32 kHz und einer Auflösung von 12 bit pro abgetastetem Wert (Amplitudendynamik ca. 72 dB) eingelesen werden können (Analog- Digitalwandlung). Als Massenspeicher stehen 8'-Floppy-Disk-Laufwerke zur Verfügung. Zur Entlastung der CPU werden bei rechnerisch aufwendigen Routinen Subprozessoren verwendet. Für Filterroutinen wird ein Bit-Slice-Prozessor (Fa. Medav, Erlangen) über eine Parallelschnittstelle betrieben. Zur zeitlichen Optimierung anderer Operationen wird ein Gleitkomma-Arithmetikprozessor (Fa. Kontron, Düsseldorf) direkt über den Rechnerbus angesprochen. Die im Signalspeicher zur Verfügung stehenden Signale können dadurch hörbar gemacht werden, daß an die Signalausgabeperipherie (Digital- Analogwandlung) ein Audioverstärker mit einem Lautsprecher oder ein Tonbandgerät angeschlossen wird. Bei maximaler Abtastrate von 32 kHz ist die ununterbrochene Wiedergabe eines akustischen Signales von 15 Sek. Dauer möglich. Zum Zwecke der graphischen Editierung der Signale steht ein Bildschirm zur Verfügung, mit dem sowohl die Zeit-Amplitudenverläufe der Vokalisationen als auch das Ergebnis der verschiedenen Analysen dargestellt (geplottet) werden können. Die Abb. 7 zeigt die Aufnahme eines Zeit-Amplitudendiagrammes eines Abschnittes aus einem Neugeborenenschrei im Vergleich zum Schwingungsverlauf des von einem männlichen Nachrichtensprecher (*) gesprochenen Wortes /das/. Die beiden Signale verlaufen zeitlich von links nach rechts. In der nachfolgenden Zeile (von oben nach unten) wird das jeweilige Signal fortgesetzt. Die visuelle Auswertung eines solchen Diagrammes liefert bereits gewisse Hinweise, die einer vorläufigen Charakterisierung dienen. Zunächst kann eine grobe Abschätzung der Signalamplitude erfolgen, um gegebenenfalls die Aufnahme in den Signalspeicher zum Zwecke einer besseren Aussteuerung zu wiederholen. Auf Grund der Ein- und Ausschwingvorgänge zu Beginn und am Ende eines Signalsegmentes kann festgestellt werden, wo das Signal im Speicher steht, um die Start- und Stopbedingungen für die Verarbeitungsprozeduren festlegen zu können. Auch Hinweise auf die Stimmhaftigkeit bzw. Stimmlosigkeit des Signales und Vorabschätzungen der Grundfrequenz können dem Diagramm entnommen werden. Die zweite Hälfte des Wortes 'das' ist als stimmlos erkennbar, denn es fehlt eine

*) Die Sprachprobe wurde im WDR-Köln, im Rahmen der Diplomarbeit von Herrn W. Schüssler (1982) am Inst. für Med. Psychologie, aufgezeichnet.

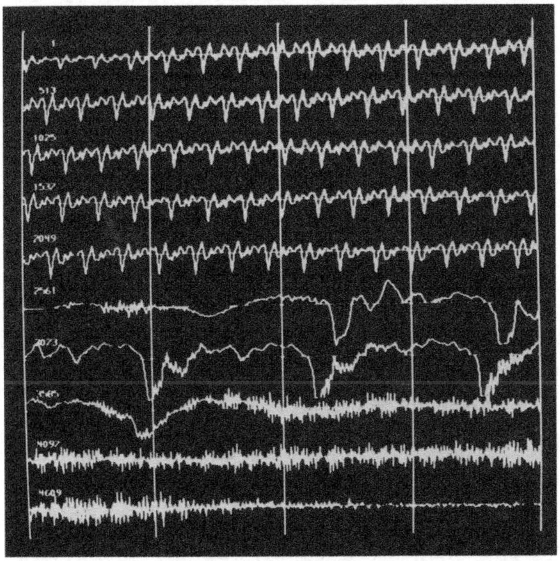

Abb. 7: Zeit- Amplitudendiagramm eines Neugeborenenschreisegmentes (von links nach rechts die oberen 5 Zeilen des Diagrammes, Speicherbereich 1-2560) im Vergleich mit dem Zeit- Amplitudendiagrammm des Wortes /das/ (die unteren 5 Zeilen des Diagrammes, Speicherbereich 2561-5120).

erkennbare Periode. Unter den gegebenen zeitlichen Auflösungsbedingungen (in diesem Falle 16 kHz = 0.0625 mSek. Zeitdauer zwischen den abgetasteten Werten) entspricht ein solches Bild einem Rauschprozeß, dem der Reibelaut /s/ zugeordnet werden kann. Die vorher sichbaren 5 Perioden, erkennbar an der deutlichen Auslenkung der Amplitude nach unten, entsprechen dem Vokal /a/. Durch Ausmessen der Periodenlänge und Berücksichtigung der Abtastzeitdauer kann die Grundfrequenz bestimmt werden (ca. 107 Hz). Bei dem kindlichen Signal in der oberen Hälfte des Diagrammes kann ähnlich verfahren werden. Das Signal ist offenbar stimmhaft, die Amplitudenspitzen indizieren in diesem Falle eine Periodenlänge von ca. 2.2 mSek., das entspricht einer Grundfrequenz von 455 Hz. Diese Vorabschätzungen sind nur bei kleineren Signalabschnitten mit gut voneinander unterscheidbaren stimmhaften und stimmlosen Anteilen anwendbar. Für längere Abschnitte wäre dies Verfahren zu zeitraubend und auch nicht exakt genug, denn häufig sind stimmhafte und stimmlose Anteile so sehr vermischt, daß sie visuell nicht mehr unterschieden werden können. Deshalb müssen statistische Kriterien herangezogen werden, um eine Periodizität des Signales noch erkennen zu können (siehe Kap. 2.2.3.2 'Analyse der Grundfrequenz').

2.2.2 Spektralanalysen mit der schnellen Fouriertransformation (FFT)

2.2.2.1 Theoretische Vorbemerkung

Die Methode der Spektralanalyse digitalisierter Analogwerte hat sich seit der Formulierung des FFT-Algorithmus durch Cooley & Tukey (1965) rapide weiterentwickelt. Brigham (1974) gibt eine Einführung in den Algorithmus und seine Applikationsmöglichkeiten. Kay & Marple (1981) unterscheiden mittlerweile 11 verschiedene, in der Literatur übliche Verfahren zur Schätzung spektraler Parameter, die sehr unterschiedliche mathematische Eigenschaften besitzen. Die FFT ist unter diesen Methoden vermutlich das am häufigsten verwendete spektrale Schätzverfahren, da es seit langem in Theorie und Praxis etabliert ist (siehe Bergland, 1969). Sie verwendet einen vergleichsweise einfachen Algorithmus und führt bei Beachtung bestimmter Voraussetzungen (Stationarität des Signales, finite Signalenergie) zu konsistenten und gut interpretierbaren Ergebnissen. Sie findet auch Verwendung als Teil des Gesamtalgorithmus bei anderen spektralen Schätzverfahren, die auf von ihr verschiedenen Modellannahmen beruhen (Kay & Marple, 1981). Die FFT soll nun als erstes analytisches Verfahren eingesetzt werden, um einen Eindruck vom spektralen Aufbau von Neugeborenenschreien zu geben und zu Interpretationen zu gelangen, die an Hand nachfolgender Analysen (Kap. 2.2.3, Kap.2.2.4) überprüft und erweitert werden können. Als FFT-Algorithmus wird die 'Fast'-Methode von Bergland (1979) verwendet, die in Hinsicht auf die Rechenzeit optimiert ist.

Die FFT wertet allgemein folgende Formel aus:

$$X(k) = \sum_{n=0}^{N-1} x(n)\, e^{(-j2\pi nk/N)}$$

N = Anzahl der Signalwerte

k = Ordnungszahl der Frequenzen: 0, 1, ..., N-1

n = Ordnungszahl der Signalwerte: 0, 1,.....,N-1

π = 3.1415927

j = imaginäre Zahl

Wie die Formel zeigt, wird die Zeitfunktion x(n) zu jedem Zeitpunkt n mit einer komplexen Funktion

$$e^{(-j2\pi nk/N)} = \cos(2\pi nk/N) - j\sin(2\pi nk/N)$$

gewichtet und über den Bereich von 0 - (N-1) summiert. Diese Operation transformiert die Zeitfunktion in den Frequenzbereich. Die Zeitfunktion wird dabei aufgefaßt als Summe von N komplexen Einzelschwingungen, die bei einer gegebenen Frequenz mit der Ordnungszahl k = 0, 1,..., N eine bestimmte Amplitude und Phasenlage haben. Amplitude und Phasenlage lassen sich aus den sogenannten Fourierkoeffizienten a(k) und b(k) berechnen, die das eigentliche Ergebnis der FFT sind. X(k) ist eine komplexe Zahl der Form a(k) +/- jb(k). Die Amplitude von X(k) ergibt sich als:

$$|X(k)| = \sqrt{a(k)^2 + b(k)^2}$$

Die Phase wird berechnet durch:

$$\phi(k) = -\arctan(b(k)/a(k))$$

Das Quadrat von X(k) wird als spektrale Leistung bezeichnet:

$$|X(k)|^2 = a(k)^2 + b(k)^2$$

Parseval's Theorem besagt, daß die Summe der Energie des Signales im Zeitbereich der Summe der Energie des Signales im Frequenzbereich entspricht.

$$\sum x(n)^2 = \sum |X(k)|^2$$

Dies entspricht dem Satz vom Erhalt der Energie. Die Energie des Signales im Zeitbereich entspricht der mit N-1 multiplizierten statistischen Varianz des Signales. Dadurch wird die Spektralanalyse vergleichbar mit einer Varianzanalyse, bei der die unabhängige Variable quasiexperimentell durch die Frequenzdimension gebildet wird und kann dazu benutzt werden, Signalkomponenten, die im Spektrum einem systematischen Verteilungsmuster folgen, von unsystematischen Komponenten zu trennen. Parseval's Theorem zeigt, daß es bei der Fouriertransformation zu keinem Informationsverlust und zu keiner Veränderung der Information kommt, die in der Zeitfunktion enthalten ist. Das bedeutet für die Interpretation der FFT, daß sie in erster Linie eine signaldeskriptive

Funktion hat und keine Modellannahmen über das Zustandekommen des Signales macht.

Führt man eine Rücktransformation vom Frequenz- in den Zeitbereich mit der inversen Fouriertransformation (IFFT) durch, wird die ursprüngliche Zeitfunktion vollständig rekonstituiert.

Die IFFT gehorcht folgendem Algorithmus:

$$x(n) = 1/N \sum_{k=0}^{N-1} X(k)e^{(j2\pi nk/N)}$$

N = Anzahl der Signalwerte

n = Ordnungszahl der Signalwerte: 0, 1,.....,N-1

k = Ordnungszahl der Frequenzen: 0, 1, ..., N-1

π = 3.1415927

j = imaginäre Zahl

Hier wird die Frequenzfunktion X(k) bei jedem Frequenzwert k mit der komplexen Funktion

$$e^{(j2\pi nk/N)} = \cos(2\pi nk/N) + j\sin(2\pi nk/N)$$

gewichtet und über den Bereich von 0 - (N-1) summiert. Dadurch wird die Frequenzfunktion in den Zeitbereich rücktransformiert.

2.2.2.2 Spektralanalysen stationärer und nicht-stationärer Schreimerkmale

Stationarität bedeutet bei einer Zeitreihe, daß sich die statistischen Eigenschaften ihrer Werte über einen bestimmten Beobachtungszeitraum - erkennbar an Mittelwert, Standardabweichung und der Autokorrelationsfunktion der Werte - nicht in Abhängigkeit von der Zeit ändern. Diese Bedingung ist bei biologischen Signalen nur sehr schwer zu erfüllen, denn sie ändern ihre statistische Struktur häufig kurzfristig. Erwartungstreue stationäre Merkmale sind in diesem Fall nur dann beobachtbar, wenn der Zeitraum, in dem das Signal analysiert wird, so groß gewählt wird, daß der Einfluß kurzfristiger Änderungen durch Mittelung beseitigt wird.

Theoretisch kann ein nicht-stationäres Signal seine statistischen Signaleigenschaften von einem Amplitudenwert auf den anderen ändern. In der Signaltheorie werden deshalb bestimmte Methoden vorgeschlagen, um die Evolution eines Signales zu beschreiben.

Friedlander (1982a, b) weist auf eine Reihe adaptiver Methoden hin, mit denen eine fortlaufende Neuschätzung von Signalparametern möglich ist. Für menschliche Stimmsignale hat sich ein Weg als gangbar erwiesen, der einen Kompromiß zwischen der Annahme von Stationarität und Nicht-Stationarität darstellt. Für bestimmte Zeitabschnitte wird das Signal als quasistationär angenommen (üblicherweise zwischen fünf und 50 mSek). Durch Gewichtung des Signalabschnittes mit einer sogenannten Fensterfunktion, z.B. einem Hamming-, Tukey- oder Hanningfenster, wird die Stationarität durch Trendbeseitigung weiter verbessert. Durch Aneinanderreihung der Analysen dieser quasistationären Signalabschnitte können dann kurzfristige zeitliche Entwicklungen abgebildet werden. Diese Methode nennt man Kurzzeit-Fourieranalyse. Die stationären Signalmerkmale werden mit Hilfe einer Langzeit-Fourieranalyse sichtbar. Dies kann dadurch erreicht werden, daß die Kurzzeit-Spektren über den ganzen Zeitraum der Analyse gemittelt werden.

Als Schreistichprobe für die Analysen in diesem und in den nachfolgenden beiden Kapiteln wurden 6 Schreie verschiedener Neugeborener ausgewählt. Die Schreie einer Stichprobe von N = 39 neugeborenen gesunden Jungen und Mädchen im Alter von zwei bis sechs Tagen wurden beim morgendlichen Baden im Kindersaal der Universitätsfrauenklinik Düsseldorf aufgenommen (*). Als Aufnahmegerät diente ein tragbarer Kassettenrecorder (Uher Cr 210). Das Mikrophon (Uher M 543) wurde ca. 40 cm vom Munde des Kindes entfernt plaziert. Aus den aufgenommenen Schreisequenzen wurden diejenigen Passagen von ca. 15 Sek. Dauer ausgewählt, die die höchsten Amplituden und ein typisches rhythmisches Schreimuster (siehe Kap. 2.2.3.2 'Analyse der Grundfrequenz') erkennen ließen. Für jede Schreisequenz wurde das über die Zeit von 15 Sek. gemittelte Langzeitamplitudenspektrum berechnet. Aus den 39 individuellen Langzeitspektren wurde durch erneute Mittelung ein Gesamtlangzeitspektrum gewonnen. Die Abweichung jedes individuellen Spektrums von diesem Gesamtspektrum wurde mit dem euklidischen Abstandsmaß gemessen:

*) Im Rahmen der Dissertation von Frau G. Nolten am Institut für Med. Psychologie der Uni. Düsseldorf.

$$d(j) = \sqrt{\sum_{i=1}^{256} (A(i,j) - A(i))^2}$$

A(i) = mittlere Amplitude der Frequenz i

A(i,j) = Amplitude der Frequenz i des Schreies j

j = 1,2,....,39 Schreie

Die sechs Schreie wurden auf Grund dieses Kriteriums als typisch für die Gesamtstichprobe angesehen, da ihre Abweichung vom mittleren Spektrum im Normbereich von +/- 1 Standardabweichung vom Erwartungswert des Kriteriums lag. In Kap 3.4 ('Experiment II') werden die sechs Schreie als experimentelle Reize benutzt, um die operante Wirkung von Neugeborenenschreien auf den Zuhörer zu ermitteln.

Nachfolgend werden die Kurzzeitspektren und die Langzeitspektren der sechs Schreie graphisch dargestellt (Abb. 8 - 19). Aus den 15 Sek. der einzelnen Schreisequenzen wurde für die Abbildungen der Kurzzeitspektren der mittlere Zeitabschnitt (5. - 10. Sek.) ausgewählt. Den Langzeitspektren liegt durch Mittelung von 470 Kurzzeitspektren der gesamte Zeitraum von ca. 15 Sek. zu Grunde. Die Abbildung der Kurzzeitspektren erfolgt dreidimensional. Die x-Achse wird durch die Frequenzdimension im Bereich von 0 - 8 kHz gebildet. Bisherige Untersuchungen ergaben, daß oberhalb von 8 kHz keine nennenswerte Energie mehr auftritt. Jeder Teilstrich auf der Frequenzachse entspricht 800 Hz. Die y-Achse bildet die normierte Leistungsskala. Sie ist auf die maximal im Rechner darstellbare Signalamplitude von 12 bit bezogen (siehe Kap. 2.2.1 'Beschreibung des Computersystems') (*). Die z-Achse wird durch die Zeitskala in Schritten von jeweils 5 Zeitabschnitten gebildet. Als Zeitbasis für die Analyse eines einzelnen Signalabschnittes werden 32 mSek vorgegeben (**). Die y-Achse der Langzeitspektren ist in dB skaliert (***, S. 36).

*) Die Verwendung der rel. Amplitude (in dB) als Dichtemaß wäre wünschenswert, da sie das logarithmische Verhalten der akustischen Wahrnehmung berücksichtigt und auch Komponenten mit kleiner Amplitude zur Geltung kommen läßt. Das Leistungsmaß wird in diesem Fall aber aus optischen Gründen gewählt, da bei Verwendung der rel. Amplitude so viele Einzelheiten abgebildet werden, daß das Erkennen der zeitlichen Verlaufsstruktur der spektralen Komponenten unmöglich wird.

**) Die 32 mSek. Signallänge kommen dadurch zustande, daß 8 kHz als obere Frequenzgrenze und 256 Frequenzwerte innerhalb der Frequenzdimension vorgesehen sind. Zur Auflösung von 8 kHz Grenzfrequenz ist nach dem Nyquist-Theorem eine Abtastfrequenz von 16 kHz erforderlich. 256 komplexwertige Fourierkoeffizienten benötigen als Datenbasis 512 reelwertige Abtastwerte. Dividiert man 512 durch 16 kHz erhält man den Zeitwert von 32 mSek.

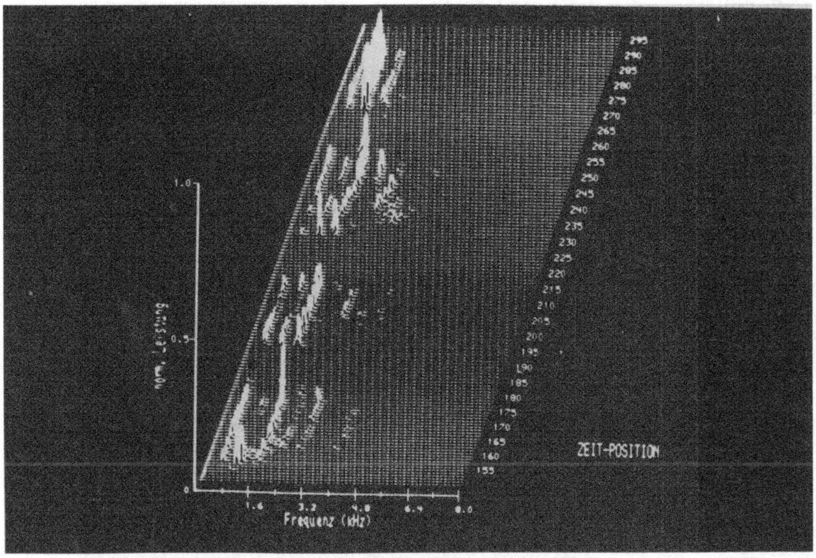

Abb. 8: Kurzzeitleistungsspektrum Vokalisation 1

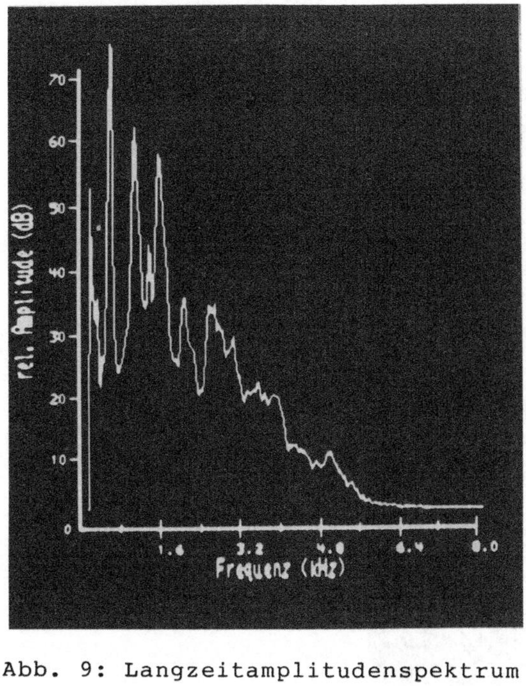

Abb. 9: Langzeitamplitudenspektrum Vokalisation 1

***, S. 35) Für die Langzeitspektren wird die logarithmische Skala gewählt, um auch Komponenten sichtbar zu machen, die im Kurzzeitspektrum unterdrückt werden.

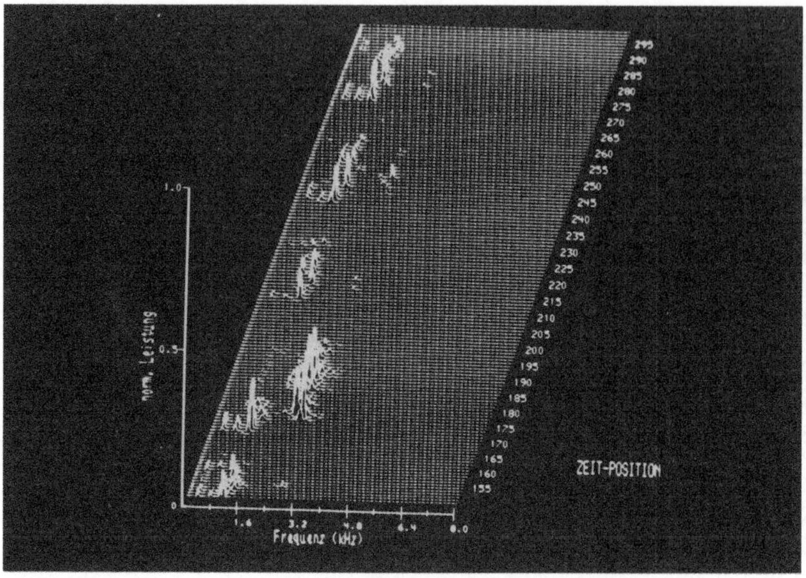

Abb. 10: Kurzzeitleistungsspektrum Vokalisation 2

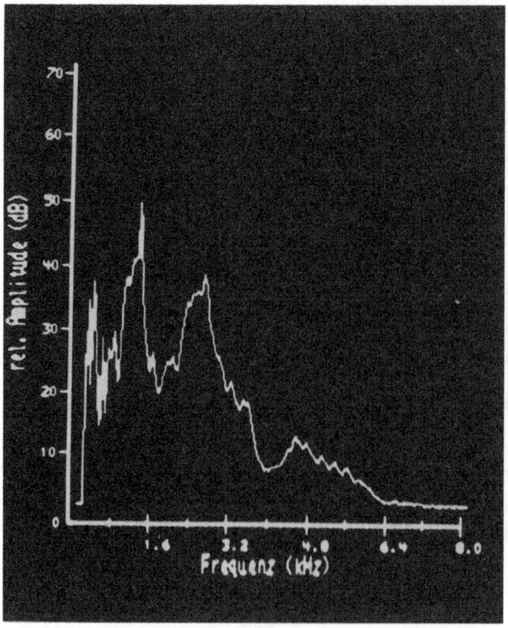

Abb. 11: Langzeitamplitudenspektrum Vokalisation 2

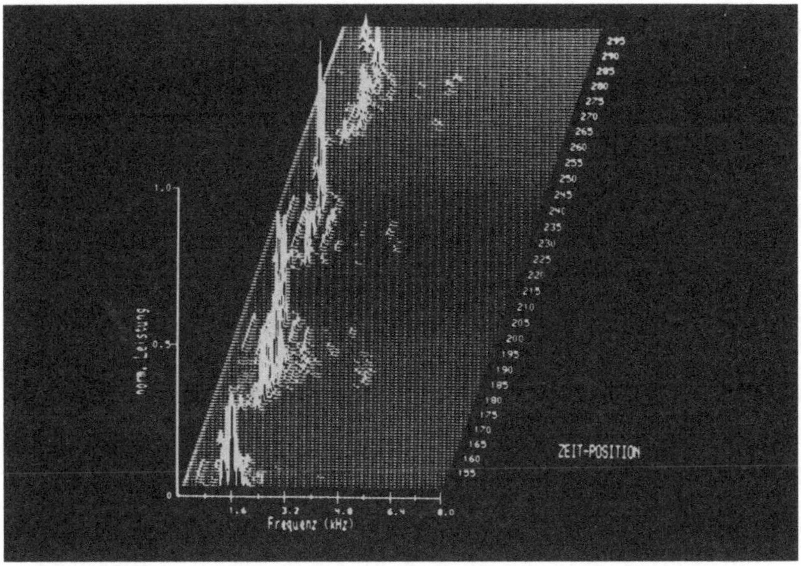

Abb. 12: Kurzzeitleistungsspektrum Vokalisation 3

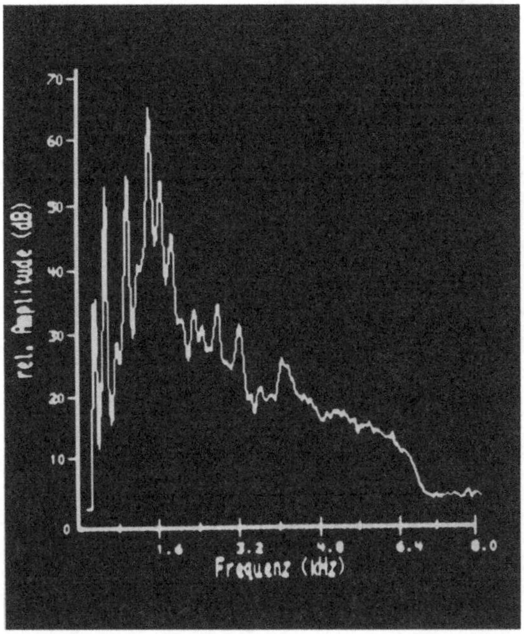

Abb. 13: Langzeitamplitudenspektrum Vokalisation 3

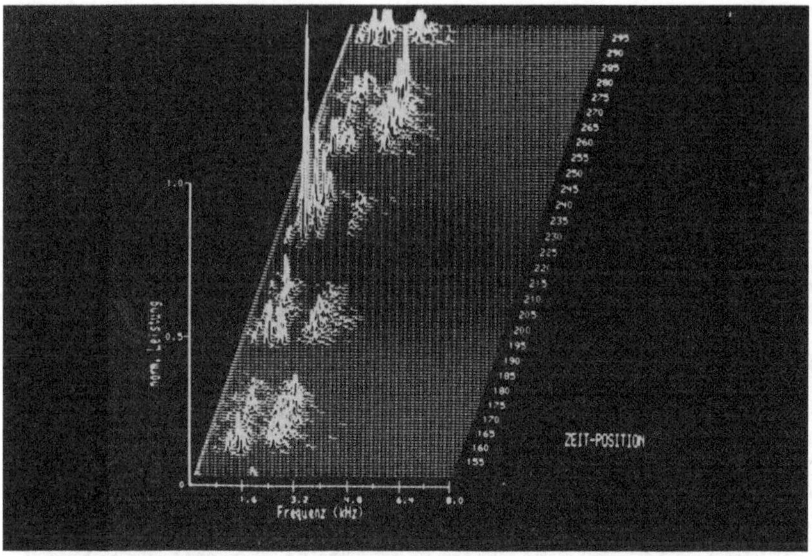

Abb. 14: Kurzzeitleistungsspektrum Vokalisation 4

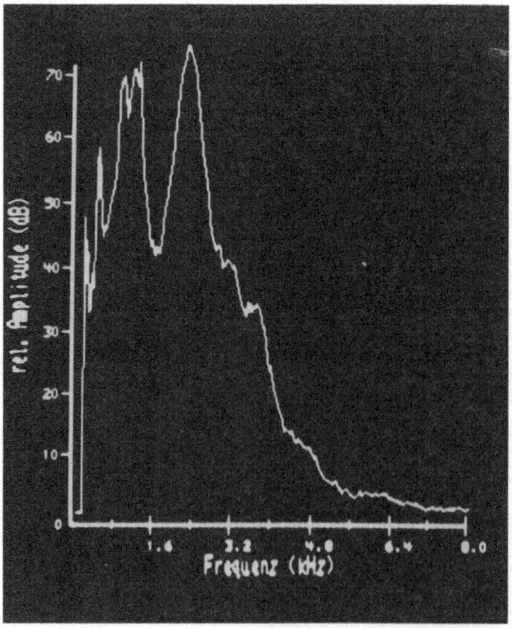

Abb. 15: Langzeitamplitudenspektrum Vokalisation 4

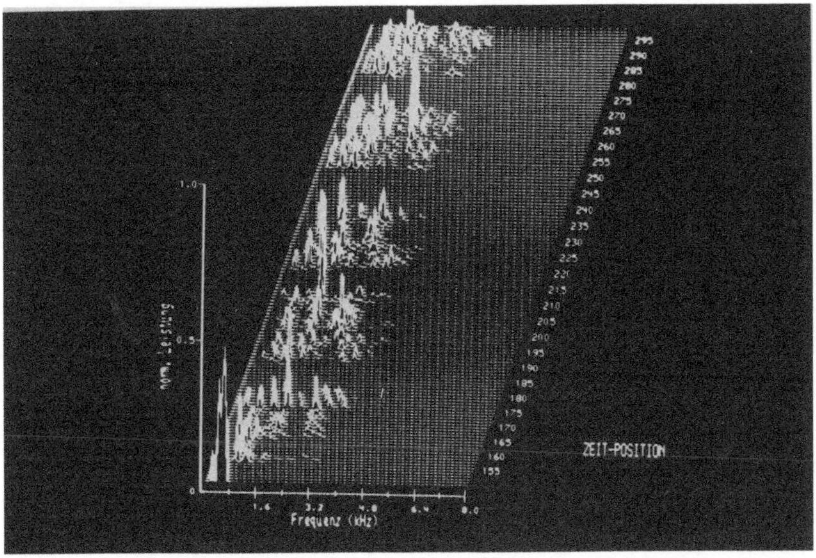

Abb. 16: Kurzzeitleistungsspektrum Vokalisation 5

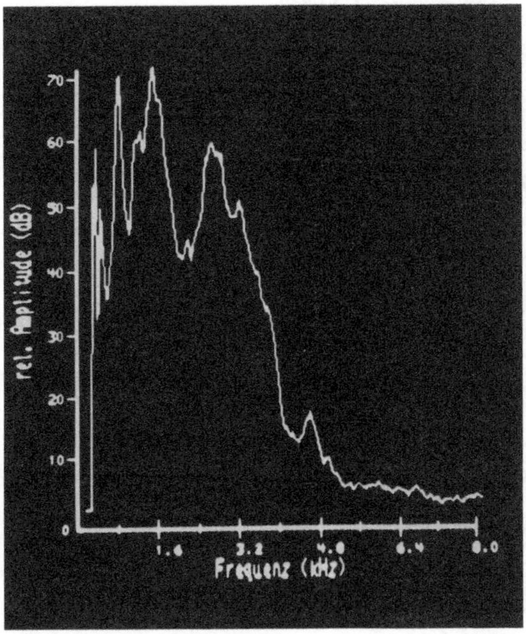

Abb. 17: Langzeitamplitudenspektrum Vokalisation 5

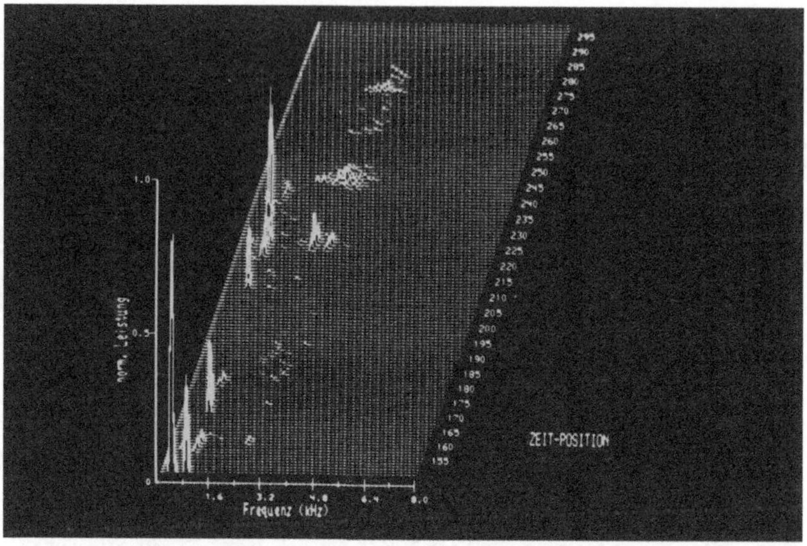

Abb. 18: Kurzzeitleistungsspektrum Vokalisation 6

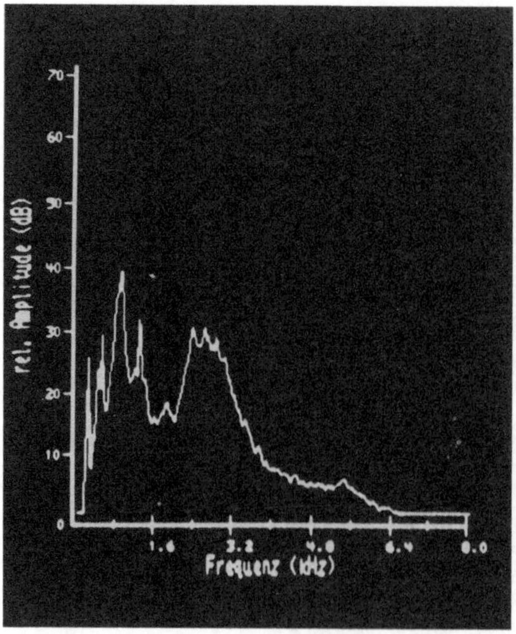

Abb. 19: Langzeitamplitudenspektrum Vokalisation 6

Auf der ersten Abbildung (Vok. 1, Abb. 8) sind vier aufeinander folgende Einzelschreie zu sehen, deren Zeitdauer in der Größenordnung von ca. einer Sekunde liegt. Man kann eine Reihe Harmonischer erkennen. Der Schwerpunkt der Energie liegt bei ca. 1.6 kHz auf der dritten Harmonischen. Die Schreie sind offenbar primär stimmhafter Natur, da keine breiten Rauschbänder vorhanden sind. Das Langzeitspektrum macht den stimmhaften Aufbau des Schreies ebenfalls deutlich. Die Grundfrequenz liegt bei ca. 400 Hz. Die zweite Harmonische hat insgesamt die stärkste Ausprägung. Oberhalb von 6 kHz ist keine nennenswerte Energie mehr vorhanden.

Die zweite Vokalisation (Abb. 10) zeigt eine weniger harmonisch ausgeprägte Struktur als die erste. Es sind fünf einzelne Schreie erkennbar, wobei etwa vier Frequenzbänder ausgemacht werden können. Ein Energieschwerpunkt ist im Bereich zwischen 0.8 - 1.6 kHz gegeben. Offenbar kommt es zu Verlagerungen der Energie in den Bereich zwischen 2.4 und 3.2 kHz. Die kleinen Nebenmaxima, die diesen Energieschwerpunkt umgeben und zu einer spektralen Verbreiterung führen, weisen auf das Vorhandensein stimmloser Komponenten hin. Im Langzeitspektrum (Abb. 11) kommt dieser Frequenzbereich ebenfalls in Form eines kräftigen Maximums zur Geltung.

Die Schreie des dritten Kindes zeigen hohe Amplituden bei ca. 1.6 kHz auf (Abb. 12 - 13). Die Schreie scheinen primär stimmhafter Natur zu sein, was aus den gut sichtbaren Serien von Oberwellen abgeleitet werden kann, die auch im Langzeitspektrum zum Ausdruck kommen.

Beim vierten Kind sind neben stimmhaften Anteilen bis ca. 1.6 kHz auch deutlich sichtbare Komponenten zwischen 2.4 und 3.2 kHz vorhanden, die auf Grund ihrer spektralen Breite als stimmlos angesehen werden können (Abb. 14). Das Langzeitspektrum (Abb. 15) veranschaulicht, wie sehr die Energie in diesen Bereich verlagert ist, was auf einen wirksamen zweiten Formanten hinweist.

Ein Spektrum mit stärker ausgeprägter harmonischer Struktur zeigt das nächste Kind (Abb. 16). Der Energieschwerpunkt liegt zwischen 0.8 und 1.6 kHz (Abb. 17).

Die sechste Vokalisationsfolge (Abb. 18) zeichnet sich durch ausgeprägte Amplitudenspitzen verbunden mit breiten Rauschbändern am Schluß der Sequenz aus. Das Langzeitamplitudenspektrum (Abb. 19) ist im Bereich bis ca. 1.6 kHz harmonisch strukturiert. Ein Energieschwerpunkt findet sich bei der dritten Harmonischen. Im Bereich des zweiten Formanten (2.4 - 3.2 kHz) ergibt sich ein weiterer Schwerpunkt, der auf den im Kurzzeitspektrum beobachteten Rauschprozessen beruht.

2.2.3 Analyse der Schreie mit der linearen Prädiktionstechnik

2.2.3.1 Theoretische Vorbemerkung

Im Gegensatz zur FFT werden bei den folgenden Analysen bestimmte Annahmen gemacht, die von der Vorstellung eines kausalen Mechanismus bei der Erzeugung des Stimmsignales ausgehen. Das Modell versucht dabei, den biophysikalischen Vorgang der Anregung des Vokaltraktes durch stimmhafte oder stimmlose Schwingungen so abzubilden, daß er durch bestimmte Algorithmen beschreibbar wird. In der folgenden Darstellung werden nur die Grundannahmen dieses Modelles erläutert. Mathematische Details und Ableitungen können der zitierten Literatur entnommen werden.

Nach dem Zerlegungstheorem von Wold (1938) kann ein stationärer Zeitprozeß X(t) in eine Summe zweier voneinander unabhängiger (nicht-korrelierter) stationärer Prozesse zerlegt werden:

$$x(t) = d(t) + e(t)$$

Der Prozeß d(t) ist deterministisch, der Prozeß e(t) ist nicht-deterministisch. Das Theorem kann durch folgende Operation anschaulich gemacht werden: Man wählt einen bestimmten zeitlichen Abschnitt des Signales (z.B. 512 Signalwerte wie im Fall der vorliegenden Analysen) und betrachtet einen beliebigen Amplitudenwert X(t) innerhalb des Signales. Nun versucht man diesen Wert auf Grund der Kenntnis einer bestimmten Anzahl vergangener Werte x(t-1), x(t-2)..., x(t-n) vorherzusagen. Die Modellparameter werden anhand eines Anpassungskriteriums so gewählt, daß die einzelnen Werte x(t) möglichst gut auf der Basis ihrer Vergangenheit vorhergesagt werden können. Es läßt sich leicht feststellen, ob die vorhergesagten Werte 'x(t)-geschätzt' mit den tatsächlichen Werten x(t) übereinstimmen. Der vorhergesagte Wert entspricht der deterministischen Komponente d(t). Bildet man die Differenz zwischen beiden Werten, das sogenannte Residuum: x(t) - d(t) = e(t), quadriert und summiert es über die Anzahl der

betrachteten Signalwerte, erhält man die Residualvarianz: Var(e(t)). Als Ergebnis können drei verschiedene Fälle auftreten:
1. Die Größe der Residualvarianz entspricht der Größe der Signalvarianz: Var(e(t)) = Var(x(t)). Der Prozeß ist auf Grund seiner Vergangenheit nicht vorhersagbar, stellt also einen nicht-deterministischen Rauschprozeß dar.
2. Es ist keine Residualvarianz vorhanden: (Var(e(t)) = 0). Der Prozeß ist deterministisch, denn jeder Wert x(t) ist auf Grund der Kenntnis seiner Vergangenheit vollständig vorhersagbar (*). Ein Beispiel für diesen Fall ist ein reiner, sinusförmiger Ton.
3. Die Signalvarianz Var(x(t)) ist größer als die Residualvarianz Var(e(t)), diese wiederum größer als Null. Dann ist die Vorhersage der Signalwerte teilweise gelungen und es existiert ein deterministischer Prozeß neben einem nicht-deterministischen Prozess. Das ist der Regelfall für die hier untersuchten Signale. Die Modellanpassung kann aber unvollständig sein, so daß das Residuum neben nicht-deterministischen Komponenten noch deterministische Restkomponenten enthält, was am Verhalten der Autokorrelationsfunktion des Residuums abgelesen werden kann. Enhält sie noch Werte oberhalb eines statistischen Signifikanzkriteriums, so hat die Modellanpassung bestimmte deterministische Komponenten außer acht gelassen.

Die vom Wold'schen Zerlegungssatz beschriebene Unterscheidbarkeit deterministischer und nicht-deterministischer Signalanteile steht in einem unmittelbaren Zusammenhang mit den bisher diskutierten akustischen Eigenschaften der menschlichen Stimme. Die deterministischen Signalkomponenten, die auf Grund von Modellanpassungen gewonnen werden, hängen von den Resonanzeigenschaften des Vokaltraktes ab (Makhoul, 1975a). Das anzupassende Modell sollte so gewählt werden, daß die Formanten erschöpfend durch das Modell repräsentiert sind. Das Residuum kann dann noch, neben nicht-deterministischen Anteilen, weitere deterministische Anteile enthalten. Man kann zeigen (Atal & Hanauer, 1971; Davis, 1979; Markel, 1972; Markel & Gray, 1976), daß die deterministischen

*) Von einem rein nicht-deterministischen Prozeß kann man im Falle von Var(e(t)) = Var(x(t)) strenggenommen erst dann sprechen, wenn n = Anzahl der betrachteten diskreten Zeitwerte gegen Unendlich strebt. Entsprechend ist ein rein deterministischer Prozeß bei Var(e(t)) = 0 nur als Grenzwert für ein Signal mit einer gegen Unendlich strebenden Anzahl von Werten definiert (s. Chatfield, 1980).

Residualanteile die stimmhaften Oszillationen der Glottis wiederspiegeln. Die nicht-deterministischen Residualanteile beruhen auf stimmlosen Prozessen. Mit Hilfe der Autokorrelationsfunktion kann festgestellt werden, ob ein stimmhafter Prozeß im Residuum vorhanden ist und welche Grundfrequenz er besitzt, wenn dies der Fall ist. Aus dieser Überlegung ergibt sich der Analyseweg, der in der folgenden Abbildung schematisch dargestellt wird.

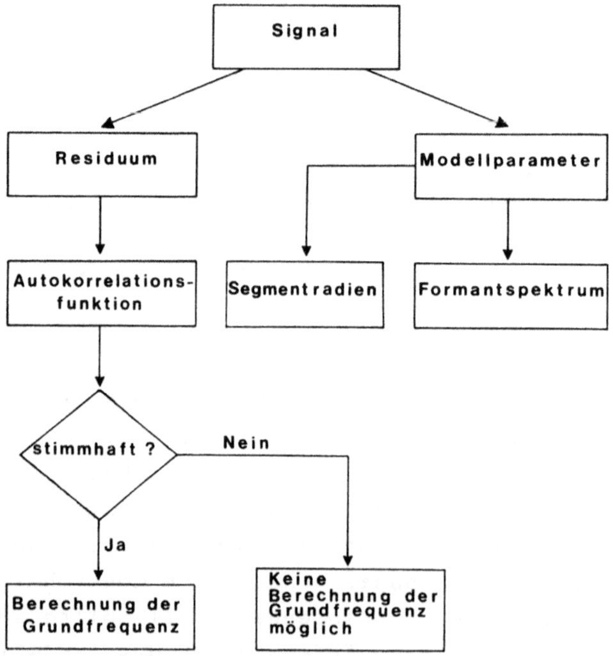

Abb. 20: Schema des Analyseweges mit Hilfe der linearen Prädiktionstechnik

Die Zerlegung des Signales in ein Residuum und die Modellparameter, die zur Schätzung der deterministischen Signalanteile benötigt werden, geschieht mit Hilfe der linearen Prädiktionstechnik. Allgemein geht sie von folgendem mathematischen Ansatz aus:

$$x(t) = \sum_{i=1}^{M} a(i)x(t-i) + e(t)$$

x(t) = aktueller Signalwert

x(t-i) = x(t-1), x(t-2),.... sind die vergangenen Werte von x(t).

a(i) = a(1), a(2),.... sind die Modellparameter, mit denen die vergangenen x(t-i) Werte gewichtet werden müssen, um x(t) vorherzusagen.

e(t) = Residuum

Wie leicht zu erkennen ist, entspricht die lineare Prädiktion dem Wold'schen Zerlegungssatz, wenn man die deterministische Komponente mit dem Ausdruck: $\sum_{i=1}^{M} a(i)x(t-i)$ gleichsetzt. Diesen Ausdruck nennt man Faltungs- oder Konvolutionssumme. Die Modellparameter a(1), a(2),... werden als Prädiktionsfilterkoeffizienten bezeichnet. Gelingt es, die Filterkoeffizienten zu bestimmen, d.h. eine Dekonvolution durchzuführen, ist das Analyseproblem in einem wesentlichen Punkt gelöst, denn nun läßt sich das Residuum leicht als Differenz zwischen tatsächlichem und geschätztem aktuellen Signalwert berechnen. Mit einer Fouriertransformation der Filterkoeffizienten können die Formantspektren berechnet werden, wodurch Aussagen über Resonanzvorgänge im Vokaltrakt ermöglicht werden. Weiterhin können die Filterkoeffizienten dazu verwendet werden, eine akustische Analyse des Vokaltraktes im Sinne des Röhrensegmentmodelles vorzunehmem. Zum Zweck der Signaldekonvolution sind in der Literatur eine Reihe miteinander verwandter Prädiktionsverfahren in Gebrauch, die hier nicht weiter dargestellt werden sollen. Sie führen in der Regel zu vergleichbaren Ergebnissen. Eine Übersicht findet sich bei Makhoul (1975b).

2.2.3.2 Analyse der Grundfrequenz (F0): Anwendungsbeispiele

Für die Analyse der Grundfrequenz, nach erfolgter Dekonvolution, wurde eine modifizierte Fassung des sogenannten 'SIFT'-Algorithmus (Markel, 1972) verwendet, dessen Kernstück die Anwendung der Autokorrelationsfunktion auf das Residuum darstellt (s. Abb. 20). Die beiden nächsten Abbildungen zeigen das Verhalten der Autokorrelationsfunktion einmal auf ein stimmhaftes Schreisegment und einmal auf ein stimmloses Schreisegment angewendet.

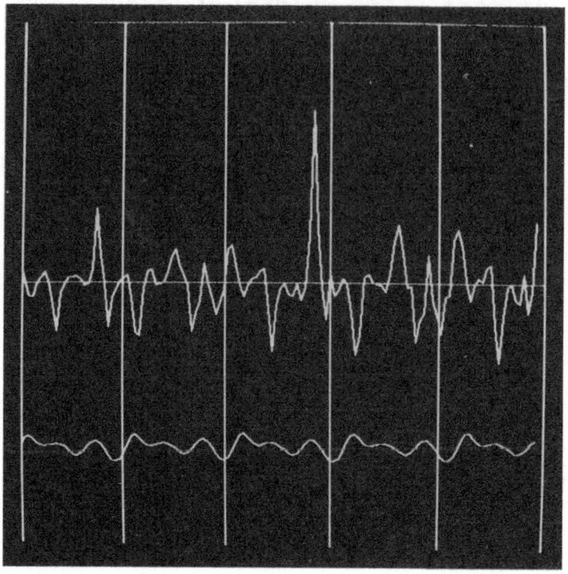

Abb. 21: Autokorrelationsfunktion eines stimmhaften Signales

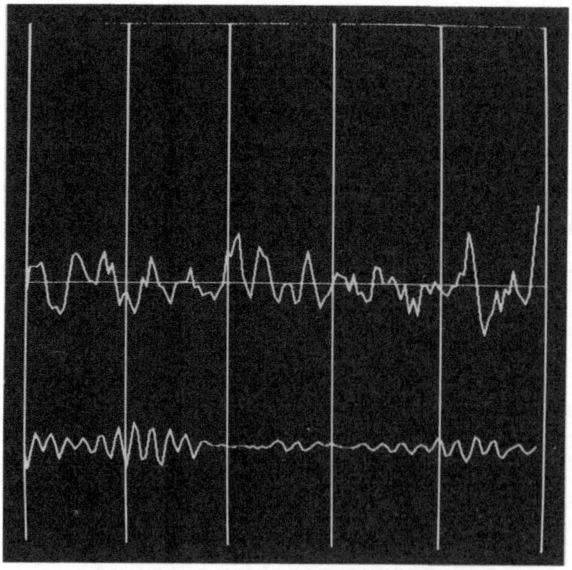

Abb. 22: Autokorrelationsfunktion eines stimmlosen Signales

Die Abbildungen stellen unskalierte Kontrollplotts dar, die während der Entwicklung des Algorithmus Anschauungszwecken dienten. Die Autokorrelationen verlaufen in der Mitte der Abbildungen von links nach rechts. Die Schreisegmente, auf deren Residuen die Autokorrelation angewendet wird, verlaufen im unteren Teil des Bildes. Beim stimmhaften Signal erreicht die Autokorrelationsfunktion ein ausgeprägtes Maximum bei einem Zeitwert, der der Länge der Signalperiode entspricht. Der Algorithmus stellt die Position des Maximums auf der Zeitachse fest und prüft anhand eines Signifikanzkriteriums, ob das Maximum statistisch gesehen existiert. Beim stimmlosen Signal ist keine Periode erkennbar, und es existiert auch kein signifikantes Maximum der Autokorrelationsfunktion. Der Algorithmus ist in der ursprünglichen Fassung von Markel (1972) nur für die Bestimmung der Grundfrequenz männlicher Erwachsenenstimmen geeignet und mußte den signalstatistischen Anforderungen, die der Säuglingsschrei auf Grund seines höheren Grundfrequenzniveaus, der größeren Variabilität des Grundfrequenzverlaufes und des ungleich höheren Anteiles stimmloser Komponenten an die Analysetechnik stellt, angepaßt werden (*). Die Abb. 23 - 24 stellen die Grundfrequenzverläufe einiger beispielhafter Schreisequenzen aus dem mittleren Zeitabschnitt (5. - 10. Sek.) ihren korrespondierenden Amplitudenverläufen gegenüber. Die (normierten) Amplitudenwerte sind zum Erkennen des relativen Anteiles stimmloser gegenüber stimmhaften Anteilen erforderlich, denn oft ist der Fall gegeben, daß zwar eine ausreichende Signalamplitude vorhanden ist, der Algorithmus aber keine Periode erkannt hat. In diesem Falle liegt ein stimmloser Signalabschnitt vor. Die Grundfrequenzskala erstreckt sich über den Bereich einer Oktave, wobei der Mittelpunkt der Skala vom mittleren Grundfrequenzwert gebildet wird. Die graphische Zuordnung der einzelnen Grundfrequenzwerte zu dieser Skala ist logarithmisch. Oberhalb und unterhalb des Mittelwertes wird der

*) Die Dekonvolution und Gewinnung des Residuums erfolgte, abweichend von Markel (1972), mit dem 'STREAK'-Algorithmus von Boll (1974), der nach unseren Erfahrungen mit verschiedenen Dekonvolutionstechniken bei Neugeborenenschreien am ehesten eine vorhandene Periodizität im Residuum erkennen läßt. Die Autokorrelationsfunktion des Residuums wird nicht direkt - wie bei Markel (1972) - berechnet, sondern - unter Ausnutzung des Wiener-Khintchine-Theorems - durch Gewinnung des Leistungsspektrums und seiner anchließenden Fourierrücktransformation (siehe Chatfield, 1980). Dies erhöht zwar den programmtechnischen Aufwand, steigert andererseits aber die Rechengeschwindigkeit. Bei dem großen Wertebereich, den die Autokorrelationsfunktion bei Neugeborenenschreien wegen der Variabilität ihrer Fo einnehmen muß, bedeutet dies einen nicht unerheblichen Zeitgewinn.

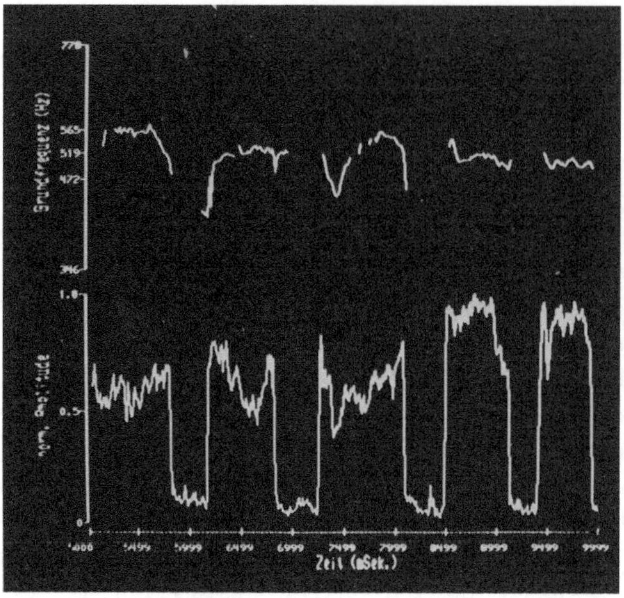

Abb. 23: Verlauf von Grundfrequenz und Amplitude der Vok. 1 (5000. - 9999. mSek.)

Bereich +/- 1 Standardabweichung abgetragen, in dem sich die Grundfrequenzwerte bewegen. Der obere Teil der Abbildung zeigt den Verlauf der Grundfrequenz, der untere Teil den Verlauf der Amplitude. Die Änderungen der Amplitude lassen sehr gut die einzelnen Schreie in ihrer rhythmischen Abfolge erkennen. Die ersten vier Schreie (5000. - 9200. mSek.) entsprechen den in Abb. 8 spektralanalytisch abgebildeten vier Schreien. Der Eindruck der Stimmhaftigkeit, der bereits auf Grund der Abb. 8 gewonnen wurde, wird durch die Grundfrequenzanalyse bestätigt. Der überwiegende Anteil der Energie ist stimmhaft (86 %). Die drei ersten Schreie zeigen die bekannten steigend-fallenden Melodien. Daneben sind noch feinere Effekte beobachtbar: kleine Frequenzschwankungen im Bereich von wenigen Hz, die an ein Vibrato erinnern, überlagern die globalen Verläufe. Die mittlere Grundfrequenz für diesen 5-Sek.-Abschnitt, die von den anderen Abschnitten nur um wenige Hz abweicht, beträgt 519 Hz. Die Standardabweichung von diesem Mittelwert umfaßt den Bereich von 472-565 Hz. Beim nächsten Beispiel (Abb. 24) ist das Verhältnis von stimmhaften zu stimmlosen Anteilen deutlich verschieden vom vorherigen Beispiel (Stimmhaftigkeit: 41.9%). Auch das in Abb. 25 abgebildete Kurzzeitspektrum dieser Schreisequenz zeigt den deutlich stimmlosen Charakter. Die Hauptkomponente ist ein breites Band im Bereich des 2. Formanten (ca. 3.2 kHz). Dennoch kann eine mittlere Grundfrequenz zuverlässig ermittelt werden (351 Hz). Sie unterscheidet sich nur um vier Hz von den nachfolgenden Schreisequenzen dieses Kindes (hier nicht abgebildet), die in erheblich höherem Ausmaß stimmhafte Anteile aufweisen.

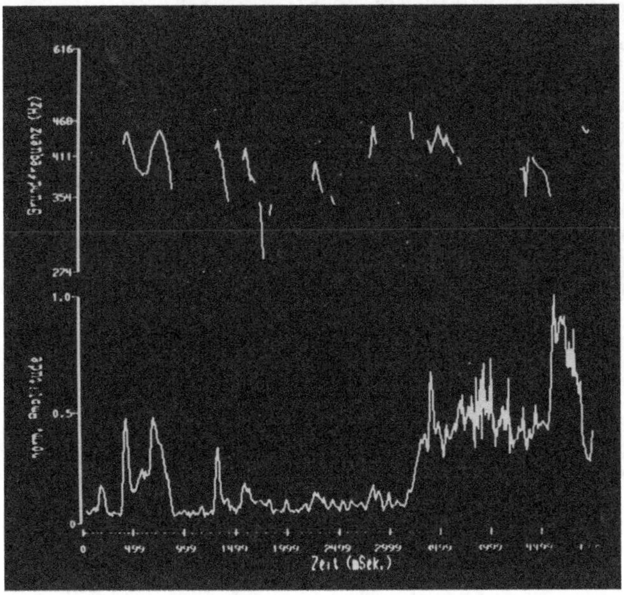

Abb. 24: Verlauf von Grundfrequenz und der Amplitude der Vok. 2 (0. - 4999. mSek.)

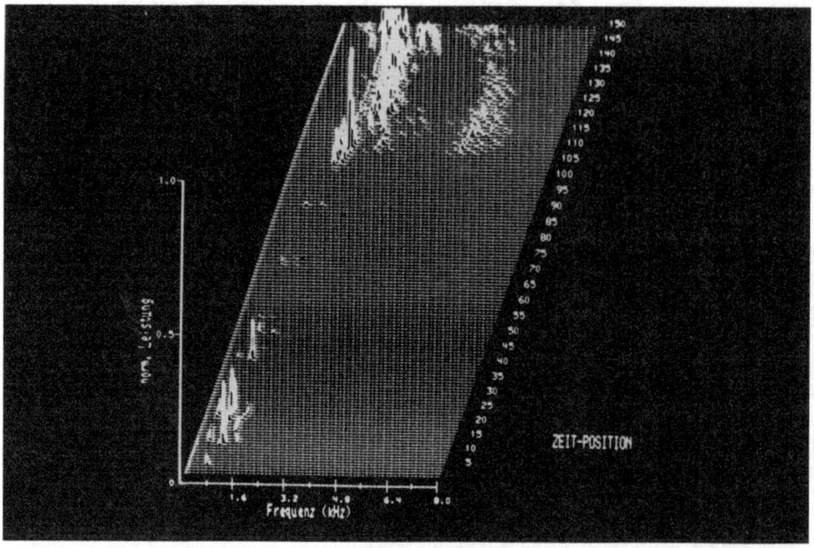

Abb. 25: Kurzzeitspektrum der Vok. 2 (0. - 4800. mSek.)

Tab. 2 stellt einige charakteristische mittlere Werte für die sechs Vokalisationen zusammen.

	F0-Mittelw. (Hz)	F0-Standardabw. (Hz)	Stimmhaftigkeit (%)
Vok. 1	513	48	71
Vok. 2	353	59	54
Vok. 3	427	58	51
Vok. 4	423	80	36
Vok. 5	392	76	55
Vok. 6	434	72	77
Mittel	424.7	66.5	57.3

Tab. 2: F0-Analysewerte, über den Zeitraum von 15 Sek. gemittelt.

Die Tabelle zeigt, daß sich die sechs Schreie in den drei Merkmalen deutlich voneinander unterscheiden. Das höchste Grundfrequenzniveau hat Vok. 1, bei einer vergleichsweise niedrigen Variabilität der einzelnen F0-Werte um diesen Grundfrequenzwert. Der Eindruck der Stimmhaftigkeit, der schon durch die Spektralanalysen (Abb. 8 - 9) bei diesem Schrei vermittelt wird, wird durch die Analyse der statistischen Struktur des Residuums dieses Schreies bestätigt. Den geringsten Anteil stimmhafter Komponenten hat Vok. 4. Auf Grund der Spektralanalysen (Abb. 14 - 15) wurden bereits starke Anteile stimmloser Komponenten beobachtet. Die Residualanalyse bestätigt diese Beobachtung quantitativ.

2.2.3.3 Spektralanalyse der Formanten: Anwendungsbeispiele

Im Sinne der bisherigen Modellbetrachtungen stellt das Residuum ein stimmhaftes oder stimmloses Signal dar, das ein Filter anregt. Die Grundannahme des Modelles besteht darin, den Vokaltrakt als dieses Filter anzusehen, das durch die Filterkoeffizienten a(1), a(2),.... repräsentiert ist. Das Übertragungsverhalten eines Filters wird durch Berechnung der sogenannten Übertragungsfunktion erkennbar, indem die Filterkoeffizienten durch Fouriertransformation in den Frequenzbereich projiziert werden. Eine Schilderung dieser Methode für die lineare Prädiktion der menschlichen Stimme gibt Makhoul (1975a; s. auch Markel & Gray, 1976).

Eine wichtige Vorüberlegung zur Anwendung des Verfahrens betrifft die Anzahl der zu erwartenden Formanten. Zur spektralen Repräsentation eines Formanten reichen zwei Filterkoeffizienten aus, wie sich theoretisch zeigen läßt (Makhoul, 1975a). Damit das System nicht überbestimmt wird, ist es sinnvoll, die Anzahl der zu bestimmenden Filterkoeffizienten an Hand der Anzahl der zu erwartenden Formanten zu begrenzen. Beim Neugeborenenschrei ist, wie in Kap. 2.1.1 ('Die physikalischen und physiologischen Grundlagen der menschlichen Vokalisation') gezeigt wurde, im Bereich bis ca. 6 kHz mit der Existenz von maximal 3 Formanten zu rechnen. Bis 8 kHz (der Auflösungsgrenze der bisherigen Spektralanalysen) können theoretisch vier Formanten auftreten. Wie die Langzeitamplitudenspektren, bei denen auf Grund der Skalierung in dB auch kleinamplitudige Komponenten berücksichtigt werden, zeigen, gibt es aber oberhalb von 6 kHz praktisch keine Energie mehr, so daß mit der Existenz von nur drei Formanten zu rechnen ist. Die Anzahl der zu berechnenden Filterkoeffizienten wurde deshalb auf sechs begrenzt. Diese Überlegung entspricht auch der Festlegung von Lieberman et al. (1971), die in ihren tonspektrographischen Analysen nur die ersten drei Formanten berücksichtigten.

Die folgenden Abbildungen (Abb. 26 - 27) zeigen Kurzzeitspektren von Formanten, mit denen eine Reihe möglicher Phänomene beispielhaft demonstriert werden können. Für diese Spektren gelten die-

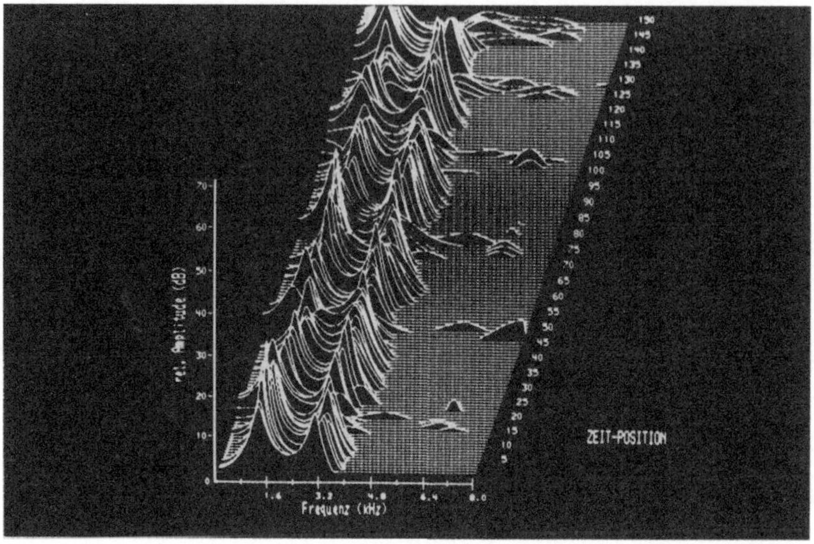

Abb. 26: Kurzzeitformantspektren der Vok. 5 im Zeitbereich 0. - 4800. mSek.

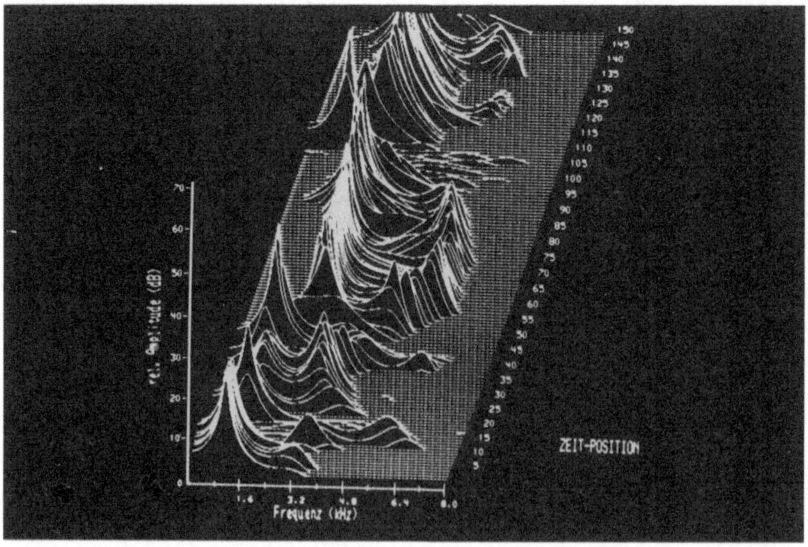

Abb. 27: Kurzzeitformantspektren der Vok. 2 im Zeitbereich 0. - 4800. mSek.

selben Zeitbedingungen, wie für die in Kap. 2.2.2 beschriebenen Kurzzeitspektren. Die Amplitude ist hier allerdings in dB skaliert. Dies ist deshalb möglich, da durch die Dekonvolution das Residuum vom Signal abgetrennt wird. Das Spektrum des zurückbleibenden Filters (Formantspektrum) ist dadurch viel glatter als das Spektrum des ungefilterten Signales und läßt sich nun in der feiner auflösenden dB-Skalierung abbilden. Abb. 26 zeigt einen Ausschnitt aus der zeitlichen Abfolge von Formantspektren der Vok. 5. Es sind zwei Serien von parallel verlaufenden Formanten zu erkennen. Gelegentlich sind schwache Resonanzen in Frequenzbereichen zu sehen, in denen ein dritter Formant auftreten könnte. Der erste Formant liegt im Bereich von 0.8 - 1.6 kHz, der zweite Formant im Bereich von 2.4 - 3.2 kHz. Stellt man eine Verbindung dieser Formantspektren mit den von Lieberman et al. (1971) berichteten Formantspektren her, ist eine ähnliche Interpretation angebracht, wie die der Autoren. Der Vokaltrakt dieses Kindes scheint sich im wesentlichen im Sinne einer starren Röhre akustisch invariant zu verhalten, denn deutliche Verlagerungen von Energieschwerpunkten oder Verschiebungen der Resonanzfrequenzen sind hier nicht erkennbar. Ganz anders verhält es sich bei Abb. 27. Die Abbildung korrespondiert zeitlich mit den Abb. 24 - 25, in der Verlauf von Grundfrequenz und Amplitude bzw. das Leistungsspektrum dieser Schreisequenz dargestellt ist. Stellt man die Informationen, die in diesen Abbildungen enthalten sind, vergleichend gegenüber, erkennt man bei den beiden aufeinanderfolgenden Schreien (beginnend bei der Zeitposition 50) deutliche Verlagerungen der Resonanzmaxima. Der erste dieser beiden Schreie (Zeitpos. 50 - 100) zeigt Maxima im Bereich des 2. und 3. Formanten (2.4 - 3.2 kHz bzw. 5.6 - 6.4 kHz; dieser Schrei wird erst jetzt durch die Möglichkeit, die dB-Skala verwenden zu können, spektral sichtbar. In Abb. 25 wird er durch die Verwendung der Leistungsskala fast völlig zum Verschwinden gebracht). Die Änderungen der Resonanzmuster gegenüber den vorherigen Schreipassagen ist deutlich zu erkennen. Der letzte Schrei konzentriert seine Formantstruktur auf den Bereich des 2. Formanten. Der 3. Formant verschwindet weitgehend. Die Formantspektren weisen also bei diesem Kind eine Variation auf, die nach der Hypothese Liebermans et al. (1971) nicht zu erwarten gewesen wäre, da derartige Änderungen der Formantstruktur nicht mit dem Bild der starren akustischen Röhre vereinbar sind.

2.2.3.4 Analyse des Neugeborenenvokaltraktes auf der Basis des akustischen Rohrsegmentmodelles: Anwendungsbeispiele

In diesem Kapitel soll gezeigt werden, wie zeitabhängige Änderungen der Formantstruktur im Sinne des akustischen Modelles hintereinandergeschalteter Röhren interpretierbar sind, die die theoretische Möglichkeit haben, ihren Radius unabhängig voneinander variieren zu können. Mit diesem Modellansatz kann die Hypothese von Lieberman et al. (1971) direkt überprüft werden, die für die Anwendung eines solchen Modelles auf das Verhalten des Neugeborenenvokaltraktes die Behauptung aufstellt, daß die einzelnen Segmente ihre Radien nicht unabhängig voneinander verändern können.

Der für die Analysen verwendete Algorithmus geht von der Methode Wakitas (1973) aus. Sie beschreibt einen Weg, das akustische Vokaltraktmodell Fants (1970) mit der linearen Prädiktionstechnik zu berechnen. Anhand von Röntgenaufnahmen des menschlichen Vokaltraktes, während der Artikulation bestimmter Phoneme aufgenommen, die den Untersuchungen Fants entstammen, konnte gezeigt werden, daß diese Modellanpassungen mit den anatomischen Gegebenheiten übereinstimmen (Markel & Gray, 1976). Außerdem konnte Wakita (1974) Übereinstimmungen mit anderen Methoden der Berechnung der Form des Vokaltraktes nachweisen, wie mit dem rechnerisch aufwendigen Verfahren von Ishizaka & Flanagan (Ishizaka & Flanagan, 1972; Flanagan, 1972; Flanagan, Ishizaka & Shipley, 1975; Flanagan, Ishizaka & Shipley, 1980), das auf Grund der Berücksichtigung einer Reihe physiologischer Faktoren, wie des subglottischen Druckes, der Spannung der Stimmbänder sowie von Reibungs- und Hitzeverlusten im Vokaltrakt, eine gute Übereinstimmung mit Röntgenaufnahmen des Vokaltraktes bei der Lautbildung und eine herausragende Qualität bei der Stimmsynthese erzielt. Die mathematische Herleitung der Methode Wakita's soll hier nicht ausgeführt werden, da eine adäquate Darstellung ihrer theoretischen Grundlagen zu viel Raum beanspruchen würde. Deshalb sei auf die Originalarbeit verwiesen (Wakita, 1973). Ausführliche Darstellungen finden sich ebenfalls bei Markel & Gray (1976) sowie Rabiner & Schafer (1978) (*, S. 56). Für die Analyse der 6 Schreiproben wurden folgende Festlegungen getroffen, die in Abb. 28 veranschaulicht werden. Der Vokaltrakt wird in sechs Segmente gleicher Länge unterteilt. Unterstellt man eine Gesamtlänge von 7.5 cm, beträgt die Länge jedes Einzelsegmentes 1.25 cm. Die Anzahl der Segmente steht in einer direkten Beziehung zur Anzahl der Filterkoeffizienten des in Kap. 2.2.3.3 verwendeten linearen Prädiktionsmodelles, denn zur Erzeugung eines Formanten sind 2 Rohrsegmente erforderlich. Das Röhrensystem wird an der Rückseite durch die Glottis abgeschlossen und an der Vorderseite durch die Lippen begrenzt. Eine anschauliche Zuordnung anatomischer Verhältnisse zu den Rohrsegmenten ist so vorstellbar, daß das sechste Segment den Lippenbereich bildet. Das fünfte und das vierte Segment kann - grob geschätzt - dem Bereich des harten und die beiden nachfolgenden Segmente dem Bereich des weichen Gaumens zugeordnet werden. Das erste Segment entspricht demzufolge dem Rachenraum.

*, S. 55) Der theoretische Ausgangspunkt ist folgender: Das Verhalten von Schalldruck und Schallfluß in einer verlustlosen akustischen Röhre mit konstanter Querschnittfläche wird durch ein System partieller Differentialgleichungen beschrieben (siehe Morse & Ingard, 1968):

$$\partial p/\partial x = -(\rho/F)\partial u/\partial t$$

$$\partial u/\partial x = -(F/\rho c^2)\partial p/\partial t$$

p = Schalldruck
u = Schallfluß
= Dichte der Luft in der Röhre
c = Schallgeschwindigkeit in Luft
F = Querschnittsfläche der Röhre

In Worten ausgedrückt, besagt die erste Differentialgleichung (die sog. Bewegungsgleichung), daß die örtliche Änderung des Schalldrucks der zeitlichen Änderung des Schallflusses proportional ist, multipliziert mit einem Faktor $-(\rho/F)$. Die zweite Differentialgleichung (die sog. Kontinuitätsgleichung) drückt aus, daß die örtliche Änderung des Schallflusses der zeitlichen Änderung des Schalldruckes proportional ist, multipliziert mit einem Faktor $-(F/(\rho c^2))$. Die durch die Lösung des Gleichungssystems zu bestimmende Größe ist F.

Das Gleichungssystem hat die allgemeine Lösung:

$$u(x,t) = K1e^{j2\pi f(t-x/c)} + K2e^{j2\pi f(t+x/c)}$$

$$p(x,t) = (\rho c^2/F)(K1e^{j2\pi f(t-x/c)} + K2e^{j2\pi f(t+x/c)})$$

K1 und K2 = beliebige Konstanten.

$K1e^{j2\pi f(t-x/c)}$ bzw. $K2e^{j2\pi f(t+x/c)}$ können als vorwärts bzw. rückwärts laufende Wellen in der Röhre interpretiert werden. Sind mehrere Rohrsegmente mit unterschiedlichen Rohrdurchmessern aneinandergesetzt, werden diese vorwärts und rückwärts laufenden Wellen zwischen den einzelnen Segmenten reflektiert. Der Grad der Reflektion an einem Übergang zwischen zwei angrenzenden Rohrsegmenten hängt vom Verhältnis der Querschnittflächen der beiden Rohrsegmente zueinander ab und wird durch den sogenannten Reflektionskoeffizienten gekennzeichnet: $r(m) = (F(m+1) - F(m))/(F(m+1) + F(m))$, wobei m bzw m+1 zwei beliebige aufeinanderfolgende Rohrsegmente kennzeichnen. Die r(m) können mit Hilfe der Levinson-, Robinson- oder Durbin-Rekursionstechnik aus den linearen Prädiktionsfilterkoeffizienten gewonnen werden (siehe Markel & Gray, 1976).

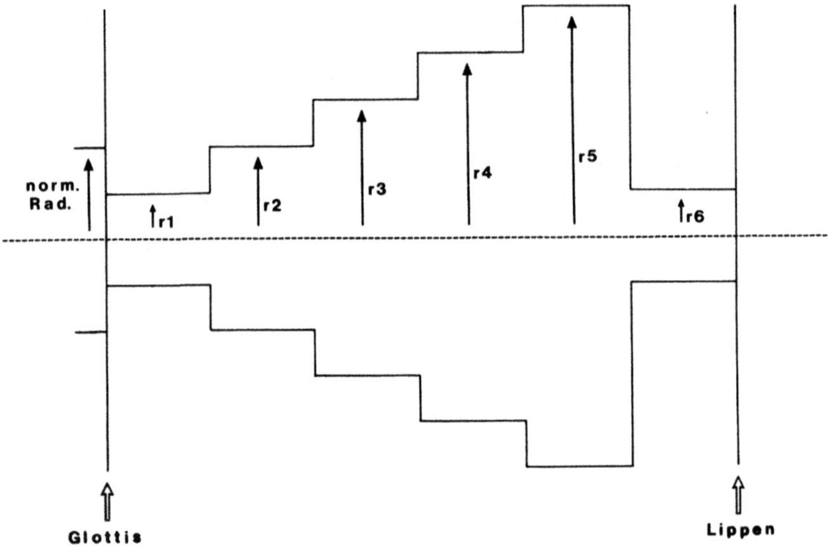

Abb. 28: Segmentmodell mit sechs Röhren für die Analyse von Neugeborenenschreien nach der Methode Wakitas

Der Algorithmus sieht vor, daß die Querschnittsfläche des Abschlusses durch die Glottis willkürlich mit 1.0 festgelegt wird. Dadurch ergibt sich ein Radius von r = 0.56 an dieser Stelle. Dieser Wert entspricht sicherlich nicht den anatomischen Verhältnissen, da er zu groß ist, was bewirkt, daß die zu berechnenden Radien ebenfalls zu groß ausfallen. Das ist aber für die vorliegende Fragestellung belanglos, denn es kommt bei dieser Betrachtung nur auf die relative Größenbeziehung der Radien zueinander an. Bezogen auf diesen willkürlichen Startwert wurden für die sechs Vokalisationen in Zeitabständen von 11 mSek. die momentan vorliegenden Radien fortlaufend berechnet. Somit kann das Verhalten eines jeden der sechs Radien bei einem gegebenen Schrei zeitabhängig untersucht werden und Bewegungsvorgänge einzelner Abschnitte des Vokaltraktes können sichtbar gemacht werden. Die Abb. 29 zeigt die Zeitverläufe der Radien der ersten fünf Sek. der Vok. 5, deren Kurzzeitformantspektrum im vorherigen

Kapitel diskutiert wurde (Abb. 26).

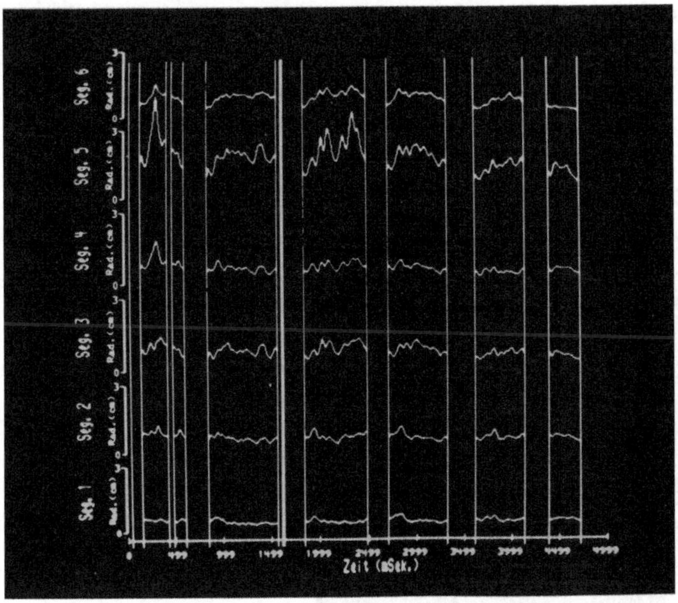

Abb. 29: Segmentradien-Zeitdiagramm der Vok. 5 (0. - 4999. mSek.)

Die Abfolge Seg. 1 - 6 entspricht der Segmentabfolge in Abb. 28. Die sechs Radien sind von 0 - 3 cm skaliert, um eine Abschätzung zu ermöglichen. Die Radiuswerte sind, wie bereits bemerkt, zu groß und deshalb nur relativ zu sehen. An Stellen, an denen die Energie im Signal unterhalb eines Schwellenkriteriums liegt, werden keine Radien berechnet. Deshalb werden hier die Werte ausgelassen, was durch die vertikalen Linien angezeigt wird, zwischen denen keine Fortführung der Radienverläufe sichtbar ist. Betrachtet man die sechs deutlich voneinander separierten Einzelschreie, erkennt man an dem auf- und absteigenden Verlauf der Radien, wie der Vokaltrakt während des Schreies noch weiter geöffnet und anschließend wieder verengt wird. Dieser Bewegungsvorgang läßt sich vor allem am Anstieg und Abfall der Radien der Segmente 5 und 6 erkennen. Das Diagramm zeigt, daß sich die Verläufe der Radien keineswegs streng proportional zueinander verhalten. Gelegentlich kann man eine deutliche Unabhängigkeit des fünften Segmentes erkennen.

Eine ausgeprägte Proportionalität der mittleren Segmentradien ist beim nächsten Beispiel zu sehen. Das Diagramm zeigt eine enge Kovariation der Segmente 3, 4 und 5 im Zeitbereich oberhalb der dritten Sek. im rechten Teil der Abbildung.

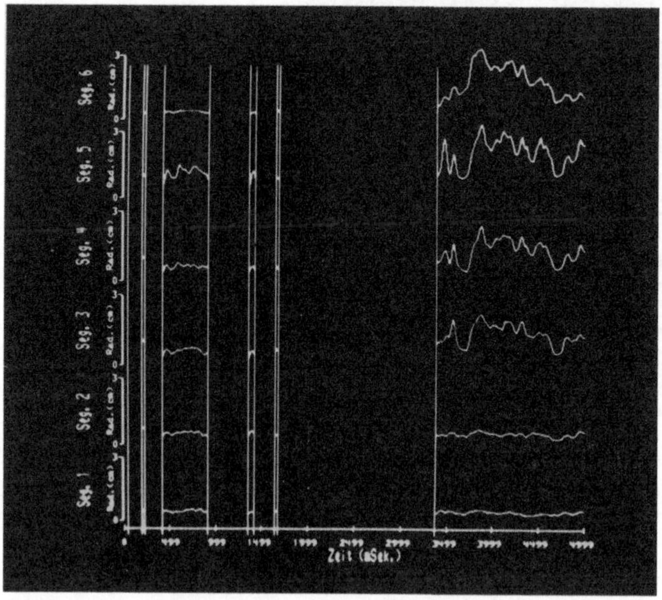

Abb. 30: Segmentradien-Zeitdiagramm der Vok. 3 (0. - 4999. mSek.)

Man erkennt wiederum den Bewegungsvorgang der Weiteröffnung und anschließenden Verengung des Vokaltraktes. Das Lippensegment führt im wesentlichen dieselbe Bewegung aus, wenn auch nicht so eng korreliert, wie die drei nachfolgenden Segmente. Die Segmente 1 und 2 verhalten sich weitgehend unbeteiligt. Die dieser Schreisequenz zeitlich nachfolgenden Verläufe zeigt die Abb. 31.

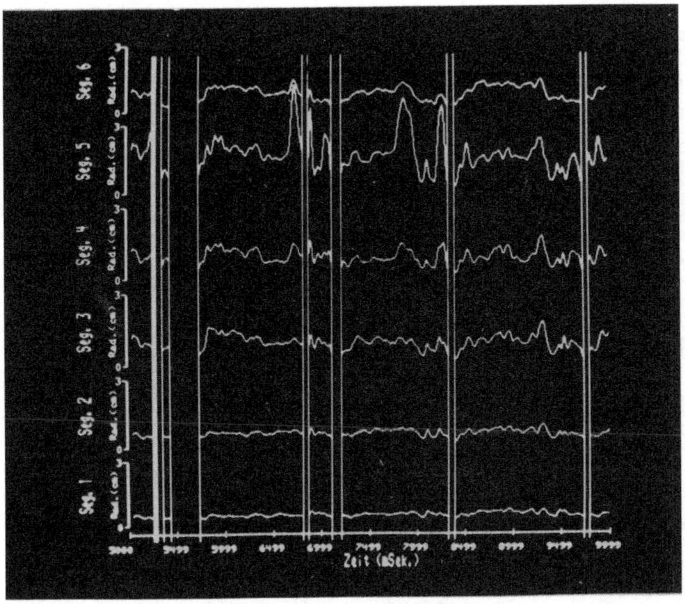

Abb. 31: Segmentradien-Zeitdiagramm der Vok. 3 (5000. - 9999. mSek.)

Auch hier zeigen sich weitgehende Übereinstimmungen bei den Segmenten 3, 4 und 6. Ausnahmen von dieser Regel zeigt jedoch Segment 5, das an einigen Stellen Auslenkungen zeigt, die nicht mehr proportional genannt werden können. Wie die Abfolge der Schreie weiter zeigt, gibt das Segment 2 zunehmend sein indifferentes Verhalten auf und zeigt - wenn auch abgeschwächt - ähnliche Auslenkungen wie die ihm nachfolgenden Segmente.

Ein weiteres Beispiel für gelegentliche Unabhängigkeit einzelner Segmente gibt die nächste Abbildung (Abb. 32). Bei den letzten beiden Schreiabschnitten (Beginn ca. 7700. mSek.) zeigen das 5. und das 6. Segment einen Verlauf, der eine Unabhängigkeit von den übrigen Segmenten anzeigt.

Beispiele für sporadisch auftretende Unabhängigkeit einzelner Segmente können fast bei allen Analysen gefunden werden. Die obigen Demonstrationen mögen ausreichen, um einen Eindruck vom Verhalten einzelner Bereiche des Neugeborenenvokaltraktes zu gewinnen, wie es unter Zuhilfenahme des akustischen Röhrensegmentmodelles verlaufsanalytisch dargestellt werden kann.

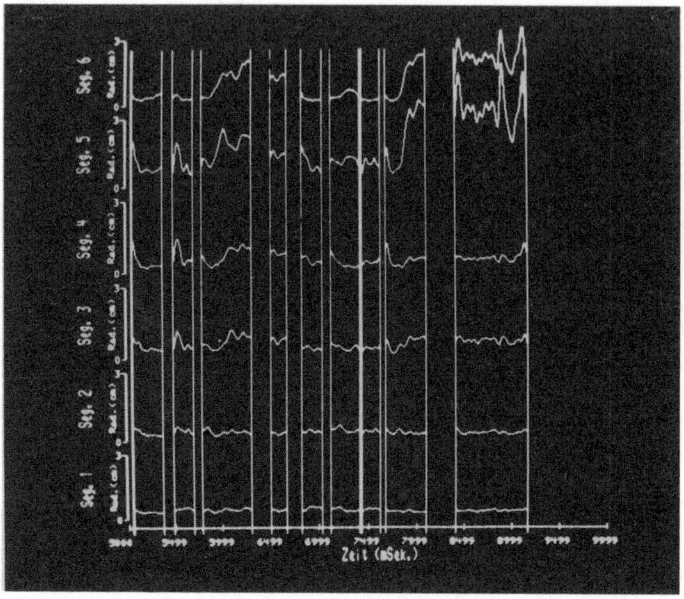

Abb. 32: Segmentradien-Zeitdiagramm der Vok. 6 (5000. - 9999. mSek.)

2.3 Diskussion der akustischen Analysen

Sechs Neugeborenenschreie, die auf Grund ihres mittleren Spektrums repräsentativ für eine größere Stichprobe von Neugeborenenschreien sind, wurden einer Analyse ihrer akustischen Merkmale unterzogen. Dabei wurden sowohl signaldeskriptive Methoden (FFT) als auch modellorientierte Verfahren (Analyse der Grundfrequenz, Formantspektren, Segmentradiusverläufe) angewendet. Durch diese Analysen sollte ein Einblick in die physikalischen Eigenschaften des Neugeborenenschreies gewährt werden, der mit klassischen Verfahren (Tonspektrographie) nicht erreicht werden kann. Will man eine psychophysikalische Beziehung zwischen den akustischen Merkmalen dieser Vokalisation einerseits und ihrer Rezeption andererseits herstellen, ist ein erweitertes Verständnis dieser Merkmale notwendig. Nur dadurch sind die Voraussetzungen für die Entwicklung bestimmter Formen der Signalanalyse und -synthese gegeben, die später im Verhaltensexperiment angewendet werden (Kap. 3 'Rezeption von Neugeborenenschreien').

Der prinzipielle Vorteil der FFT gegenüber der Tonspektrographie ist der, daß die Signalamplitude ihrer tatsächlichen quantitativen Ausprägung entsprechend berücksichtigt wird. Dadurch werden z.B. signalstatistische Klassifikationen möglich, die die Tonspektrographie nicht gestattet. Einige Anwendungsbeispiele: Durch Verwendung von Abstandsmaßen können Ähnlichkeiten zwischen einzelnen Spektren berechnet werden; einzelne Komponenten können gezielt erfaßt werden; die korrelative Beziehung zwischen spektralen Komponenten und anderen interessierenden Merkmalen kann berechnet werden. Bei den Kurzzeitspektralanalysen (Kap. 2.2.2) wurde eine übersichtliche dreidimensionale Abbildungsform gewählt, die die Beziehung der Energie stimmhafter und stimmloser Komponenten zueinander in Abhängigkeit von der Zeit und der Frequenz sichtbar macht. Bei dieser Art der Analyse werden noch keine theoretischen Vorannahmen darüber gemacht, welche kausalen Prozesse bei der Entstehung des Signales beteiligt sind. Insofern ist das Kurzzeitspektrum primär deskriptiver Natur und enthält - wenn noch das Phasenspektrum (*) mitberücksichtigt wird - die gleiche Information, wie das ursprüngliche Signal im Zeitbereich.

*) Das Phasenspektrum wurde hier außer acht gelassen, da der Phase bei der auditiven Wahrnehmung keine entscheidende Rolle zugesprochen wird.

Durch die Transformation in den Frequenzbereich und Bildung des Leistungs- bzw. Amplitudenspektrums wird aber eine stark vereinfachende Darstellungsweise gegenüber der Darstellung im Zeitbereich erzielt. Dadurch sind mit einem Blick bestimmte Charakteristika der Schreie erkennbar, die sonst nur sehr schwer anschaulich gemacht werden könnten. Z.B. erkennt man sofort beim Vergleich zweier individueller Kurzzeitspektren, wie sehr sich die Vokalisationen der Kinder voneinander unterscheiden (Vergleiche z.B. die Kurzzeitspektren von Vok. 1 und 4). Beim Langzeitspektrum ergibt sich die Möglichkeit, durch Mittelung der Einzelspektren stationäre Signaleigenschaften sichtbar zu machen. In Kombination mit den Kurzzeitspektren geben die Langzeitspektren Informationen über die harmonische Struktur des Schreies und den Anteil stimmloser Komponenten. In Kap. 3.4 (Experiment II) wird diese Information für die Synthese artifizieller Kontrollschreie ausgenutzt. Weiter kann beurteilt werden, in welchen Frequenzbereichen Energiekonzentrationen stattfinden, um Aufschlüsse über das Vorhandensein von Formanten zu gewinnen.

Die Analyse der Grundfrequenz geht - wie die Spektralanalyse der Formanten und die Segmentradiusanalyse - von einem kausalen Modell der menschlichen Stimmbildung aus. Die von den Lippen abgestrahlte Phonation wird durch das Zusammenwirken einer filternden und einer anregenden Modellkomponente erklärt. Das filternde System, der Vokaltrakt, wird durch stimmhafte und stimmlose Schwingungen angeregt. Die Wirkung des Vokaltraktes beruht auf der frequenzabhängigen Anhebung und Absenkung bestimmer Komponenten des anregenden Signales durch die Formanten. Das anregende Signal wird nach dem Modellansatz der linearen Prädiktion als Residuum aufgefaßt. Signalstatistische Betrachtungen des Residuums mit Hilfe der Autokorrelationsfunktion lassen eine Entscheidung darüber zu, ob ein stimmhafter oder ein stimmloser Prozeß vorliegt und welche Grundfrequenz im Falle eines stimmhaften Prozesses gegeben ist. Durch Adaptierung und Verbesserung des SIFT-Algorithmus konnten Grundfrequenzanalysen durchgeführt werden, die erheblich präziser sind als tonspektrographische Angaben. Die Grundfrequenzanalysen zeigen, daß das mittlere Niveau für die 6 Schreiproben bei 425 Hz liegt. Die Verläufe weisen den bekannten steigend-fallenden Trend auf. Es wird aber deutlich, daß diese Klassifikation nur sehr grob die erkennbare Vielfalt individueller Verläufe wiedergibt und einer differenzierteren Betrachtungsweise weichen muß. Die Abb. 23 - 24 zeigen sehr komplizierte Verlaufsmuster, bei denen zunächst versucht werden sollte, mit quantitativen Klassifikationsverfahren (z.B. Faktorenanalysen) bestimmte Typen von Verläufen zu gruppieren und mit anderen Merkmalen des Kindes - akustischer und nicht-akustischer Art - in Beziehung zu setzen. Ansätze für eine solche Forschungstrategie finden sich bei Michelsson (1971, 1980) sowie Sirviö & Michelsson (1976), die allerdings tonspektrographisch vorgehen und deshalb auf primär qualitative Klassifikationen ausweichen müssen. Immerhin gelingt es diesen Autoren, bestimmte Kategorien von Schreimustern zu identifizieren und mit bestimmten Erkrankungen des Neugeborenen in Beziehung zu setzen. Es käme nun darauf an, diesen Ansatz mit stärker quantitativ arbeitenden Verfahren weiter zu verfolgen. Die in Kap. 2.2.3.2 ('Analyse der Grundfrequenz (F0)') vorgestellte Technik läßt sich prinzipiell dahingehend erweitern, daß auch komplizierte Phänomene analysiert werden können, wie das Auftreten doppelter Serien unterschiedlich verlaufender Harmonischer, wie es von diesen Autoren berichtet und in einen Zusammenhang mit pathologischen Erscheinungen (z.B. Asphyxie) gebracht wird. Für die in dieser Arbeit verfolgten Ziele ist aber eine derartige methodische Ausweitung zum jetzigen Zeitpunkt noch nicht erforderlich und soll deshalb künftigen Entwicklungen vorbehalten sein.

Eine Anwendung der Grundfrequenzanalyse für die Signalsynthese findet in Kap. 3.5 ('Experiment III') statt. Unter Ausnutzung von Informationen über den Verlauf und das Niveau der Grundfrequenz eines Testschreies können verschiedene Versionen dieses Schreies mit anderen Verläufen und F0-Niveaus zur Untersuchung ihrer Wirkung auf den Zuhörer angefertigt werden.

Weiterhin erlaubt der Algorithmus eine quantitative Aussage darüber, in welchem Ausmaß neben stimmhaften auch stimmlose Anteile vorhanden sind. Über den grundlagenorientierten Zweck der vorliegenden Arbeit hinausgehend, ist eine solche Signalstatistik unter stimmpathologischen Aspekten gesehen u.U. eine wichtige Informationsquelle. Davis (1979; siehe auch Hirano, 1981) weist nach, daß die signalstatistische Untersuchung des Residuums z.B. bei unilateralen Paralyseprozessen der Stimmbänder eine Identifikation des pathologischen Vorganges ermöglicht, obwohl auditiv noch keine Normabweichungen der stimmhaften Phonation bei den Patienten erkennbar sind.

Die Formantspektralanalysen und die Segmentradiusanalysen interpretieren auf unterschiedliche Weise den gleichen Sachverhalt, der durch Berechnung der Prädiktionsfilterkoeffizienten gegeben ist. Durch Fouriertransformation der Filterkoeffizienten wird die Übertragungsfunktion des Vokaltraktes als Formantspektrum sichtbar. Wie die in Abb. 26 - 27 gezeigten Kurzzeitformantspektren deutlich machen, ergibt sich gegenüber der FFT-Kurzzeitspektralanalyse eine geglättete Form der Darstellung, denn die Spektren sind von der Information befreit, die im Residuum enthalten ist. Gegenüber der Formantanalyse mittels der Tonspektrographie weisen die Kurzzeitformantspektren wiederum den Vorteil auf, die Resonanzen quantitativ abzubilden.

Die Formantspektren hängen von der jeweiligen Form des Vokaltraktes ab. Interpretiert man den Vokaltrakt als verlustlose akustische Röhre im Sinne Fants, können die Filterkoeffizienten nach der Methode Wakitas (1973) benutzt werden, um die Radien einzelner Segmente dieser Röhre zu berechnen. Für die Gültigkeit der Anwendbarkeit dieses Modelles auf die Erwachsenenstimme liegen zahlreiche Belege vor (Markel & Gray, 1976; Wakita, 1973, 1974). Die Möglichkeiten und Grenzen dieses Verfahrens für die Neugeborenenvokalisation sind gegenwärtig noch nicht abzusehen. Dazu sind weitere Untersuchungen, z.B. cineradiographischer Art, erforderlich. Ein Nachweis für die Validität der Methode wäre auch dann gegeben, wenn das Modell dazu verwendet werden könnte, Neugeborenenschreie synthetisch zu erzeugen. Dieser Nachweis steht gegenwärtig noch aus. Zur Synthese männlicher und weiblicher Erwachsenenstimmen ist das Verfahren bereits erfolgreich in unserem Labor eingesetzt worden (Schüssler & Bisping, 1983). Da aber für die Vokalisation von Neugeborenen im wesentlichen die gleichen akustischen Grundannahmen gelten wie für Erwachsene, müßte dieser Nachweis nach Durchführung einiger Analysen in naher Zukunft möglich sein. Dadurch ergäben sich auch neue Perspektiven für Anwendungen im Bereich der Rezeptionsforschung, die in dieser Arbeit noch nicht realisiert werden konnten.

Akzeptiert man auf der Basis dieser akustischen Grundannahmen das lineare Prädiktionsmodell auch für Neugeborenenschreie, zeigen die vorliegenden Analysen, daß das Verfahren einen wichtigen anthropomethrischen Beitrag zur Ontogonese der Stimmbildung leisten kann. Lieberman et al. (1971) stellen die Behauptung auf, daß der Neugeborenenvokaltrakt einer starren Röhre gleicht und ihm, wie beim Vokaltrakt des Affen, die Möglichkeit zur Artikulation fehlt. Im Sinne des Röhrensegmentmodelles bedeutet 'Möglichkeit zur Artikulation' eine gewisse Unabhängigkeit der einzelnen Segmente voneinander. Artikulation als sozial erworbene sprachliche Lautbildung kann dann im Sinne des Segmentmodelles als kontrollierte, zeitlich kurzfristige Einstellung der Radien einzelner Vokaltraktsegmente definiert werden. Mittels der in Kap. 2.2.3.4 vorgestellten Verlaufsanalysen von sechs Segmentradien konnte gezeigt werden, daß gegenüber der von Lieberman et al. (1971) vertretenen Hypothese ernsthafte Zweifel angebracht sind. Zwar ist häufig bei den sechs Schreisequenzen eine Parallelität des Verlaufes der Segmentradien gegeben, diese Proportionalität der Verläufe wird aber an einigen Stellen deutlich aufgehoben, und Eigenständigkeiten einzelner Segmente gegenüber den anderen werden sichtbar. Es käme nun darauf an, diese Beobachtungen an einer größeren Stichprobe von Neugeborenenschreien systematisch zu verfolgen und den Grad der Abhängigkeit bzw. Unabhängigkeit der einzelnen Segmente voneinander an Hand geeigneter Parameter (z.B. mit Hilfe von Kreuzspektralanalysen) quantitativ zu erfassen. Dies soll Anschlußuntersuchungen vorbehalten sein. Gegenüber dem bisherigen Erkenntnisstand stellen die vorliegenden Ergebnisse aber bereits eine Weiterentwicklung dar. Aus den vorliegenden Analyseergebnissen kann eine Alternativhypothese abgeleitet werden, die besagt, daß der Vokaltrakt des Neugeborenen bereits in der ersten Lebenswoche erkennen läßt, daß er prinzipiell die Möglichkeit zur Entstehung artikulatorischer Prozesse besitzt.

3 DIE REZEPTION VON SÄUGLINGSSCHREIEN

Im Kap. 3 werden Untersuchungen geschildert, die sich mit der psychoakustischen Wirkung von Neugeborenenschreien und artifiziellen Standardreizen auseinandersetzen. Dem Schema in Tab. 1 (Seite 7) folgend, werden dabei Fragestellungen angesprochen, die den Kategorien Individual-, Reiz- und Zustandsspezifität angehören. Nach einer Einführung zum Stand der Forschung werden nacheinander vier Untersuchungen geschildert.

Die erste Untersuchung mit einem individualspezifischen Schwerpunkt gilt der Frage, wie gut Mütter in der Lage sind, die Schreie ihrer neugeborenen Kinder zu erkennen. Ihre Diskriminationsleistung wird mit zwei Referenzmaßen verglichen: der Diskrimination der Schreie durch trainierte Nicht-Mütter und ihrer Unterscheidbarkeit auf Grund von Spektralanalysen.

Die drei folgenden experimentellen Untersuchungen gehören im wesentlichen der Kategorie der Reizspezifität an, wobei zum Teil zustandsspezifische Fragestellungen in die Versuchsplanung mit eingehen. Das erste Experiment dient der Standardisierung der operanten Meßtechnik. Als akustische Reize werden artifizielle Töne verwendet, die unterschiedliche spektrale Eigenschaften haben.

Im zweiten Experiment wird die im Rahmen des 1. Experimentes entwickelte operante Verhaltenstechnik für die Untersuchung der Rezeption von Neugeborenenschreien auf Nicht-Eltern beiderlei Geschlechts angewendet.

Das dritte Experiment prüft die operante Wirkung bestimmter akustischer Merkmale eines Testschreies in Abhängigkeit von bestimmten Zusatzinformationen, die den Empfängern gegeben werden.

3.1 Einführung

3.1.1 Das Problem der Individualspezifität

Voraussetzungen für die Identifikation des eigenen Kindes anhand seines Schreiens sind:

(1) die Annahme, daß das Neugeborene als Sender ein spezifisches Schreimuster aufweist, das sich über verschiedene Situationen hinweg weitgehend invariant verhält.

(2) die Fähigkeit zur Diskrimination verschiedener Schreie auf seiten des Empfängers.

Im Kap. 1.3 wurde die Frage nach der Individualspezifität des Neugeborenenschreies so gestellt, daß es darauf ankommt, festzustellen, ob ein bestimmtes Kind bei wechselnden Situationen und Anlässen ein typisches Schreimuster zeigt, an dem es erkannt werden kann. Sein Schrei muß deshalb Merkmale aufweisen, die sich in verschiedenen Situationen invariant verhalten. Unabhängig z.B. von seinem momentanen Erregungszustand müssen bestimmte Charakteristika hörbar sein, die dem Signalempfänger eine Identifikation ermöglichen. Der Signalempfänger auf der anderen Seite muß individualspezifische Merkmale aufweisen, die ihm gestatten, diese Charakteristika wahrzunehmen und das Kind erfolgreich zu identifizieren. Von Müttern, die auf Mehrbettzimmern von Entbindungsstationen schlafen, wird berichtet, daß sie aufwachen, wenn ihr eigenes Kind schreit, aber weiterschlafen, wenn ein anderes Kind schreit (Illingworth, 1955). Offenbar sind Mütter schon bald nach der Geburt in der Lage, ihr eigenes Kind akustisch zu erkennen, und sie reagieren auf dieses Signal spezifisch durch Zuwendung. Das Problem besteht in diesem Fall darin, festzustellen, von welchen individualspezifischen Faktoren diese Diskriminationsfähigkeit der Mütter abhängt.

Zur ersten Voraussetzung, der individualspezifischen Invarianz von Schreimustern, haben u.a. Truby und Lind (1965) anhand von 17 Schreien bei sechs Kindern gezeigt, daß jedes Kind aufgrund seines charakteristischen Schreimusters so zuverlässig identifiziert werden kann wie aufgrund seines Fingerabdruckes und insofern die Bezeichnung 'cry-print' gerechtfertigt ist. In die gleiche Richtung weisen Untersuchungen an Neugeborenen von Ostwald (1963) sowie Ringel und Kluppel (1964), die übereinstimmend eine hohe intraindividuelle Konstanz bestimmter Schreimerkmale bei signifikanten interindividuellen Unterschieden feststellen. In jüngster Zeit haben Gustavson, Green & Tomic (1984) versucht, anhand einer Reihe spektralanalytisch gewonnener Merkmale und zeitlicher Maße (z.B. Länge der Pausen zwischen einzelnen Schreien), das Verhältnis von inter- zu intraindividueller Variation bei Säuglingsschreien quantitativ zu prüfen. Einzelne Passagen wurden aus einer Schreisequenz ausgewählt und spektralanalysiert. Varianzanalytische Vergleiche der inter- und intraindividuellen Variation der Meßergebnisse ergab, daß sich die Schreie in Bezug auf die Grundfrequenz und die durchschnittliche Amplitude einzelner Frequenzbänder besonders stabil verhalten. Die Autoren schließen daraus, daß Säuglinge anhand dieser Merkmale deshalb besonders leicht erkannt werden können.

Zur zweiten Voraussetzung haben Morsbach und Murphy (1979) in einer quasi-experimentellen Untersuchung die Diskriminierbarkeit der Schreie von 2-5 Tage alten Neugeborenen geprüft. Der Vergleich verschiedener Gruppen (Hebammen, Eltern mit Kindern unter einem Jahr und über einem Jahr, Nichteltern mit und ohne Kontakt zu Kleinkindern) ergibt eine deutlich bessere Leistung der Hebammen mit 57% korrekten Diskriminationen, während die anderen Gruppen mit etwa 30% keine bedeutsamen Unterschiede zeigen. Die Autoren erklären diese Gruppenunterschiede damit, daß - unabhängig von der individuellen Erfahrung im Umgang mit Kindern - eine gewisse Fähigkeit zur Diskrimination akustischer Reize (in diesem Fall: Schreie fremder Kinder) vorhanden ist und nur sehr große Erfahrung (Hebammen) zu einer besseren Diskrimination führt. Formby (1967) und Valanne et al. (1967) spielten Müttern die Schreie ihrer eigenen Kinder und diejenigen fremder Kinder in gemischter Reihenfolge vor und baten sie, ihr eigenes Kind herauszuhören. Es wurde geprüft, wieviele Mütter in der Lage waren, besser als zufällig ihr eigenes Kind zu erkennen. Die beiden Untersuchungen unterscheiden sich in ihren Angaben über die Identifikationsleistung der Mütter: Während Formby (1967) zwei Tage nach der Geburt bei 100% aller getesteten Mütter korrekte Identifikation feststellte, berichten dies Valanne et al. (1967) nur von 31% der Mütter. Morsbach (1980) und Morsbach & Bunting (1979) geben 80% an. Green & Gustavson (1983) stellten bei 30 Tage alten Kindern ebenfalls eine Identifikationsrate von 80% bei den Müttern und von 47% bei den Vätern fest. Bei drei bis fünf Monate alten Kindern liegt nach Murry, Hollien & Mueller (1975) die Identifikationsrate ihrer Mütter durchschnittlich bei 91%.

Die allgemeinen Voraussetzungen für individualspezifische Diskriminationsleistungen auf der Empfängerseite scheinen auf Grund dieser Befunde gegeben zu sein. Eine Kritik der bisherigen Untersuchungen kann jedoch bei der beträchtlichen Variation der angegebenen Prozentwerte ansetzen. Sie ist auffallend und läßt auf methodische Inkonsistenzen schließen. Die verwendeten Identifikationsverfahren basieren auf der qualitativen Entscheidung des Beurteilers, ob ein bestimmter Schrei in eine bestimmte Kategorie (eigenes Kind) paßt oder nicht. Dieser Entscheidung geht notwendigerweise das Urteil voraus, ob der zu beurteilende Schrei zu einem Standardreiz (z.B. der Schrei des eigenen Kindes) eine mehr oder weniger große Ähnlichkeit aufweist. Dieser Standardreiz, in der psychophysikalischen Bezugsystemforschung als 'Ankerreiz' bezeichnet, ist dem Beurteiler durch Erfahrung vertraut. Es scheint daher erforderlich zu sein, eine Meßmethode zu finden, die den eigentlichen Beurteilungsvorgang, die Diskrimination von Ähnlichkeit auf Grund von Erfahrung, quantitativ abbildet. Die kategoriale Zuordnung 'eigenes Kind versus fremdes Kind' wird als dieser Diskrimination nachgeordnet angesehen und kann aus ihr abgeleitet werden. Diese Methode bietet, da sie quantitativ ist und den eigentlichen Beurteilungsvorgang abbildet, bessere Möglichkeiten, zu zuverlässigen Ergebnissen zu gelangen, als sie mit der qualitativen von vornherein kategorialen Identifikationstechnik gewonnen werden können. Nur unter der Voraussetzung der Verfügbarkeit eines zuverlässigen Meßinstrumentes kann die eigentliche Frage nach der Individualspezifität des Empfängerverhaltens untersucht werden. Eine Methode wie die in der Literatur bisher übliche Identifikationstechnik ist aufgrund ihrer Unzuverlässigkeit nicht besonders gut geeignet, die spezifischen Diskriminationsfähigkeiten individueller Empfänger zu messen.

Deshalb wird bei der in Kap. 3.2 geschilderten Untersuchung ein Verfahren verwendet, das auf dem Prinzip der Skalierung von Ähnlichkeit basiert. Dadurch sind die meßtheoretischen Voraussetzungen gegeben, sowohl die Individualspezifität eines bestimmten Schreies als auch die Individualspezifität seiner Wahrnehmung durch den Empfänger festzustellen. Darüber hinaus können Fragen nach den Zusammenhängen zwischen physikalischen Schreimerkmalen und dem Diskriminationsverhalten des Empfängers mit der nötigen Sicherheit gestellt und beantwortet werden, die in den zitierten Arbeiten noch nicht untersucht wurden. Ein wesentliches Problem ist z.B. die Rolle, die stationäre spektrale Merkmale für das auditive Erkennen eines schreienden Kindes spielen. Durch die Wahl eines geeigneten Meßverfahrens wird die Untersuchung und Beantwortung dieser Frage ermöglicht.

3.1.2 Das Problem der Reizspezifität

Sprachlicher Ausdruck wird häufig so unterteilt, daß zwischen phonetischen Prozessen, die sich kontinuierlich ändern und anderen, die sich sprunghaft (diskret) ändern, unterschieden wird. Ein diskreter Prozeß ist z.B. die artikulatorische Bildung von Phonemen, Silben oder Wörtern, deren Bedeutung sprachlich festgelegt ist und die sich zu ganzen Sätzen verbinden lassen. Kontinuierliche Prozesse zeigen ein zeitlich übergreifendes Verhalten, dazu gehören z.B. Änderungen von Tonhöhe und Lautstärke, die über mehrere diskrete Einheiten hinweg kontinuierliche Verläufe zeigen und die Bedeutung der sprachlichen Äußerung mitbestimmen. Verschiedene Autoren vertreten die Meinung, daß die diskreten Merkmale die kognitiven Inhalte und die kontinuierlichen Merkmale die emotional/motivationalen Inhalte übermitteln (Scherer, 1982; Wilson, 1975).

Bezogen auf die Vokalisation Neugeborener läßt diese Einteilung die Vermutung zu, daß ihre Signalwirkung auf den Empfänger primär durch ihre kontinuierlichen Merkmale bedingt ist, denn artikulatorische Prozesse im Sinne einer kontrollierten Lautbildung spielen beim Neugeborenen noch keine Rolle, wenn auch die prinzipielle Möglichkeit ihres Auftretens zu erkennen ist (siehe Kap. 2.2.4). Als kontinuierliche Sprachmerkmale werden in der Literatur z.B. Niveau und Verlauf der Grundfrequenz (Tonhöhe), das gemittelte Frequenzspektrum, Niveau und Verlauf der Lautstärke oder rein zeitliche Merkmale wie der Sprachrhythmus, Pausen etc. angesehen.

Vor allem der Grundfrequenz kommt bei Neugeborenen eine besondere Bedeutung zu, denn sie läßt Beziehungen zu klinisch relevanten Variablen erkennen. Ebenso zeichnet die Grundfrequenz auch eine besondere Wirksamkeit auf der Verhaltensebene aus. Milowe & Lourie (1964) berichten, daß hirngeschädigte Kinder, die besonders hochfrequent schreien, vom Pflegepersonal häufig außerhalb ihrer akustischen Reichweite gebracht werden, um das Schreien dieser Kinder nicht länger ertragen zu müssen. Befunde von Frodi et al. (1978b) zeigen, daß die Schreie von Kindern mit erhöhtem Risikostatus (z.B. Frühgeborene), als deren besonderes Merkmal die hohe Lage der Grundfrequenz angegeben wird, als aversiver wahrgenommen werden als Schreie mit normaler Grundfrequenz von

Kontroll-Kindern. Ähnliche Ergebnisse berichten Zeskind & Lester (1978), die die Wirkung hochfrequenter Schreie von Neugeborenen mit prä- und perinatalen Komplikationen (mittlere Grundfrequenz: 814 Hz) und von gesunden Kontroll-Kindern (mittlere Grundfrequenz: 468 Hz) beurteilen ließen. Die Schreie der Risikokinder wurden von den Beurteilern als wesentlich dringlicher, stressender und unangenehmer eingestuft als die der Kontroll-Kinder. Diese Befunde sind konsistent mit anderen Ergebnissen zur Beurteilung der Schreie von Risikokindern (Boukydis & Burgess, 1982; Friedman, Zahn-Waxler & Radke-Yarrow, 1982; Lounsbury & Bates, 1982; Zeskind, 1983). Auf der anderen Seite werden die tieferfrequenten Schreie von Kindern mit Down-Syndrom als angenehmer eingestuft als diejenigen normaler Kinder (Freudenberg, Driscoll & Stern, 1978). Interpretiert man diese Ergebnisse im Zusammenhang mit Ergebnissen psychoakustischer Experimente, bei denen die Wirkung von unterschiedlichen Grund- und Mittenfrequenzen stationärer akustischer Reize wie Sinustönen und Rauschbändern auf den Beurteiler geprüft wurde, zeigen sich Übereinstimmungen: Höherfrequente Reize wirken über viele Oktaven des Hörbereiches hinweg lauter und aversiver als niederfrequente (Fletcher & Munson, 1933; Meyer, 1979; Molino, 1974a, b).

Kritisch zu beachten ist jedoch, daß die zitierten Vokalisationseffekte keinesfalls auf experimenteller Bedingungsvariation basieren. Man ging stets so vor, daß Schreie aus einer Stichprobe von Kindern mit unterschiedlichen Schreimerkmalen ausgewählt wurden. Auf diese Weise kann man zwar quasiexperimentelle Gruppierungen innerhalb einer Dimension - in diesem Fall der Grundfrequenz - erzielen, andere Merkmale hingegen, die innerhalb anderer Reizdimensionen variieren, wie z.B. Anzahl und Amplitude der Harmonischen, sind aber mit dieser quasi-experimentellen Gruppierung konfundiert. Zum Verständnis dieser vielleicht nicht unmittelbar einleuchtenden Tatsache stelle man sich einen normalfrequenten (z.B. F0 = 400 Hz) und einen hochfrequenten (z.B. F0 = 1000 Hz) Schrei des gleichen Kindes als gegeben vor. Die Resonanzen im Vokaltrakt seien in beiden Fällen gleich. Die Spektren der beiden Schreie werden sich beträchtlich voneinander unterscheiden. Z.B. wird die 1. Harmonische des höherfrequenten Schreies eine wesentlich höhere Amplitude als die 1. Harmonische des normalfrequenten Schreies aufweisen, weil sie in den Resonanzbereich des 1. Formanten fällt und dadurch in ihrer relativen Amplitude angehoben wird. Weiterhin wird die Anzahl der die Klangfarbe des Schreies bestimmenden Harmonischen bei der höherfrequenten Version kleiner sein, denn die Dämpfungseigenschaften des Vokaltraktes oberhalb von sechs kHz bringen die Amplituden der Harmonischen oberhalb dieser Grenzfrequenz praktisch zum Verschwinden. Der niederfrequente Schrei wird deshalb mehr als doppelt so viele Harmonische aufweisen wie der hochfrequente, denn er weist ganzzahlige Vielfache seiner Grundfrequenz ab 400 Hz statt erst ab 1000 Hz auf. Für eine kausale Interpretation der psychoakustischen Wirkung der Grundfrequenz wäre es wünschenswert, nur die Grundfrequenz von Schreien zu variieren und andere Merkmale unberührt zu lassen. Diese Forderung wird mit Hilfe einer bestimmten Synthesetechnik in Experiment III erfüllt.

Ostwald (1963, 1972, 1973) interpretiert die Wirkung des Säuglingsschreies auf den Empfänger primär als Lärmeffekt. Zuwendungsreaktionen erfolgen, um die Lärmquelle zu beseitigen. Lärm kann als aversiv wirkender Schall definiert werden (siehe Schick, 1979) und ist demnach als Reizmerkmal nicht direkt aus physikalischen Gegebenheiten ableitbar, sondern nur aus seiner psychoakustischen Wirkung auf den Zuhörer.

An die These Ostwalds kann man die Frage anknüpfen, als wie lästig ein Säuglingsschrei in einem allgemeinen psychoakustischen Sinne eigentlich wahrgenommen wird. Ostwald ist dieser Frage selber nicht systematisch nachgegangen. Insgesamt fehlt es an empirischem Material, um konkret etwas darüber aussagen zu können, wie Murray (1979) beklagt.

Im Experiment II werden erste Ergebnisse zu dieser Fragestellung vorgelegt und in einem Zusammenhang mit der These Ostwalds diskutiert. Von bestimmten physikalischen Faktoren ist bekannt, daß sie den Grad der Lästigkeit einer Schallquelle beeinflussen. Dazu gehören z.B. die spektrale Energieverteilung. Ebenso wirken spektral gesehen einfache Reize (z.B. Sinustöne) aversiver als komplexe Reize (Kryter, 1971). Schick (1979) gib eine Übersicht über den Zusammenhang zwischen akustischen Reizmerkmalen und ihrer Lärmwirkung. Die aversive Wirkung eines Säuglingsschreies, der einen erhöhten Energieschwerpunkt aufweist, wäre demnach auf eine besondere 'Lärmhaftigkeit' dieses Schreimerkmales zurückzuführen.

Wenn bestimmte physikalische Faktoren als einflußreiche Moderatoren der Lärmwirkung bekannt sind, ist es sinnvoll, ihren Einfluß auf die Rezeption des Neugeborenenschreies zu untersuchen. Deshalb soll insbesondere die Wirkung erforscht werden, die die spektrale Energieverteilung und auch die spektrale Komplexität von Schreien auf den Zuhörer ausübt. Wie in Kap.2 erläutert wurde, kann die spektrale Energieverteilung entweder durch Resonanzveränderungen im Vokaltrakt oder durch Erhöhung der Grundfrequenz verändert werden. Ausgehend vom Begriff der Hyperphonation (Truby & Lind, 1965) kann man den ersten Fall als Hyperphonation I und den zweiten als Hyperphonation II bezeichnen. Experiment II wird u.a. den Fall der Hyperphonation I, Experiment III u.a. den Fall der Hyperphonation II zum Thema haben. Beim mittleren Niveau der F0 läßt sich unschwer eine Beziehung zwischen den Erkenntnissen der Lärmforschung und den zitierten Ergebnissen zur reizspezifischen Wirkung der F0 des Säuglingsschreies herstellen. Über die Wirkung des F0-Verlaufes ist allerdings noch nichts bekannt. Zur Gewinnung erster Erkenntnisse soll der F0-Verlauf mit in die Überlegungen bei Experiment III einbezogen werden, denn er ist nicht nur eine physikalisch gut faßbare Größe (s. Kap. 2.2.3.2 'Analyse der Grundfrequenz (F0)'), sondern stellt auch bei der auditiven Wahrnehmung ein prägnantes Schreimerkmal dar.

Neben physikalischen Merkmalen beeinflussen auch psychologische Faktoren den Grad der Aversivität einer Schallquelle. So ist es von großer Bedeutung, ob der akustische Reiz eine kommunikative Bedeutung für den Zuhörer hat oder nicht. Sind bestimmte Signale sozial erwünscht, wie z.B. das Lachen eines Menschen, werden sie eher akzeptiert als Geräusche (z.B. Maschinenlärm), die keine kommunikative Funktion haben (siehe Schick, 1979). Der Einfluß kommunikativer Faktoren auf die Aversivität von Neugeborenenschreien wird in Experiment II durch Einführung einer weiteren Variablen untersucht. Durch Synthesemaßnahmen werden Kontrollschreie erzeugt, die in stationärer Hinsicht den natürlichen Experimentalschreien entsprechen, aber in kommunikativer Hinsicht den nicht-stationären, natürlichen Schreien nicht mehr gleichen. In Hinblick auf physikalische Lärmeigenschaften (spektrale Energieverteilung, Lautstärke) gleichen diese artifiziellen Schreie somit den natürlichen Originalschreien, in psychologischer Hinsicht sind sie von ihnen aber verschieden.

3.1.3 Das Problem der Zustandsspezifität

Entsprechend dem Schema in Tab. 1 kann das Schreiverhalten mit bestimmten kurzfristigen emotional/motivationalen Zuständen verknüpft sein, d.h. diese werden dem Kind seitens des Signalempfängers unterstellt. Typische Beispiele sind Hunger, Schmerzen oder plötzliches Erschrecken. Auf seiten des Empfängers können bestimmte äußere Begleitumstände oder Randbedingungen, die mit dem Schreien verknüpft werden, die Rezeption des Schreisignales beeinflussen. Ein Beispiel ist die experimentelle Induktion bestimmter Einstellungen des Signalempfängers zum Signal durch Erhalt von Zusatzinformationen. Diese Randbedingungen wurden in Kap. 1.3 als Wirkgrößen aufgefaßt, die das Verhalten in eine für größere Stichproben von Rezipienten typische Richtung auslenken, unabhängig von der Persönlichkeit des einzelnen Signalempfängers.

Die Diskussion über zustandsspezifische Einflüsse auf den Neugeborenenschrei hat bisher zu keinen eindeutigen Ergebnissen in der Literatur geführt. Die Meinung darüber, ob ein Schmerzschrei von einem sogenannten Hungerschrei oder einem Geburtsschrei unterscheidbar ist und von welchen Faktoren diese Diskrimination abhängt, gehen auseinander. Sie sollen hier nicht weiter behandelt werden, da sie für die eigenen Untersuchungen belanglos sind (eine ausführliche Problemdarstellung findet sich bei Murray, 1979).

Die Wirkung empfängerseitiger zustandsspezifischer Randbedingungen ist experimentell vor allem mit Kombinationen peripherphysiologischer Methoden und Selbsteinschätzungsskalen als abhängige Variablen untersucht worden. Frodi et al. (1978a) zeigten Versuchspersonen Ton-Video-Aufnahmen eines lächelnden und eines schreienden Säuglings. Mit Hilfe der hautgalvanischen Reaktion und kardiovaskulärer Indikatoren (Herzschlag, Blutdruck) wurden autonome Reaktionen gemessen. Mit Hilfe von Befindlichkeitsskalen wurden wahrgenommene emotionale Qualitäten der Aufnahmen skaliert. Es zeigte sich ein differentielles Reaktionsmuster: Die Aufnahmen des schreienden Kindes wurden als aversiv eingestuft, und eine statistisch signifikante Erhöhung des Erregungsniveaus wurde beobachtet. Die Aufnahmen des lächelnden Kindes wurden positiv beurteilt und veränderten das Erregungsniveau nicht. In einem weiteren Experiment dieser Arbeitsgruppe wurden Ton-Video-Aufnahmen wechselseitig miteinander kombiniert, um zu prüfen, inwieweit visuelle und akustische Wahrnehmung miteinander interagieren (Frodi et al, 1978b). Zum einen wurde die Videoaufnahme eines frühgeborenen Kindes mit dem Schrei eines Frühgeborenen und zum anderen mit dem Schrei eines reifen Neugeborenen gepaart. Ebenso wurde mit der Videoaufnahme eines reifen Neugeborenen verfahren. Diese vier Bild-Ton-Kombinationen wurden unabhängigen Gruppen von Eltern vorgespielt und ihre Wirkung in varianzanalytischen Versuchsplänen auf den beiden Reaktionsebenen (peripherphysiologisch, subjektiv) gemessen. Haupteffekte der Schreivariablen ('frühgeboren' versus 'reif') zeigten eine deutliche Erhöhung der autonomen Erregung und der wahrgenommenen Aversivität bei dem Schrei des frühgeborenen Kindes an. Diese Wirksamkeit im Sinne statistischer Haupteffekte zeigte sich bei der Bildvariablen ('frühgeboren' versus 'reif') nicht. Ihr Effekt ist schwächer und äußert sich nur in Wechselwirkung mit der Schreivariablen: Wird der Schrei des frühgeborenen Kindes mit dem Bild des frühgeborenen Kindes gepaart, steigert sich der Erregungs- bzw. Aversivitätseffekt noch weiter. Die Autoren bringen diese Ergebnisse vor allem in Zusammenhang mit dem Problem der Mißhandlung frügeborener Kinder durch ihre Eltern. Sie diskutieren die Möglichkeit, daß der Anblick eines schreienden frühgeborenen Kindes zum Auslöser aggressiver Reaktionen der Eltern gegenüber dem Kind werden kann. Der Zusammenhang von ablehnender Erregung und Kindesmißhandlung läßt sich nach Meinung von Frodi & Lamb (1980) in differentieller Weise darstellen: Eltern, die ihre Kinder mißhandeln, reagieren auf die Video-Ton-Aufnahmen schreiender Kinder stärker als Eltern, die nicht mißhandeln. Weiterhin reagieren mißhandelnde Eltern auf die Video-Ton-Aufnahmen lächelnder Säuglinge ebenfalls mit Erregungssteigerung, was bei nicht mißhandelnden Eltern ausbleibt. Mißhandelnde Eltern reagieren somit unspezifich mit Erregungsteigerung sowohl auf schreiende als auch lächelnde Säuglinge.

Unspezifische Erhöhungen des autonomen Erregungsniveaus von Müttern beim Anblick des Bildes des eigenen Säuglings fanden Wiesenfeld & Klorman (1978). Das Ergebnis ist mit den Befunden von Frodi et al. (1978a, b) allerdings nicht ohne weiteres vergleichbar, da die akustischen Stimuli nicht mit der Bilddarbietung kombiniert und außerdem die Mütter mit dem Anblick des eigenen Kindes konfrontiert wurden. Werden Müttern die Bilder fremder lächelnder und schreiender Säuglinge (ohne Ton) gezeigt, tritt der Fall einer Abnahme des physiologischen Erregungsniveaus ein, was sich vor allem in einer Deceleration der Herzschlagrate äußert (Donovan, Leavitt & Balling, 1978; Wiesenfeld & Klorman, 1978). Daraus kann man den Schluß ziehen, daß Videoaufnahmen, die Müttern ohne Ton geboten werden, autonome Reaktionen nach zwei verschiedenen Richtungen hin verändern, offenbar in Abhängigkeit davon, ob es sich um den Anblick des eigenen oder den eines fremden Kindes handelt. Bei der Darbietung des Tones - mit oder ohne Bild - ist dies nicht der Fall. Hierbei verändert sich die Aktivierung des Zuhörers offenbar nur in Richtung auf eine Zunahme der Erregung.

Arbeiten zur Zustandsspezifität verwenden in erster Linie subjektive Einschätzungen und peripherphysiologische Maße. Allerdings ist aus der peripherphysiologischen Forschung allgemein bekannt, daß die Beziehungen zwischen den subjektiven Maßen und den objektiven peripherphysiologischen Parametern nicht eindeutig sind. Bei Verwendung akustischer Reize kommt das Problem hinzu, daß die autonomen Reaktionen im allgemeinen vergleichsweise schwach ausfallen. In einem experimentellen Vergleich der Wirkung vier verschiedener Belastungsbedingungen auf das peripherphysiologische Erregungsniveau von Versuchspersonen fanden Erdmann, Janke und Bisping (1984) nur eine schwache Wirksamkeit der akustischen Streßbedingungen im Vergleich zu anderen Streßbedingungen. Ebenso zeigen die Ergebnisse von Frodi et al. (1978a, b; 1980) zwar statistisch signifikante Erhöhungen physiologischer Reaktionen, absolut gesehen sind diese Veränderungen aber gering. Es ist deshalb fraglich, ob die bisher benutzten peripherphysiologischen Maße geeignet sind, die Aversivität der akustischen Stimuli hinreichend genau zu erfassen, da sie relativ unempfindlich sind. Außerdem sind sie unspezifisch, d.h. sie sind nicht in der Lage, die Richtung einer Emotion abzubilden. Dies soll durch die Verwendung der subjektiven Skalen erreicht werden. Der Interpretierbarkeit derartiger Skalen steht allerdings entgegen, daß es sich in der Regel um ad hoc-Skalen handelt, über deren Eigenschaften nichts bekannt ist.

Für die eigenen Untersuchungen kann aus diesen Befunden zweierlei gefolgert werden:
1. Zustandsspezifische Randbedingungen können wirksam das Rezeptionsverhalten von Signalempfängern beeinflussen.
2. Die in der Literatur üblichen peripherphysiologischen Meßmethoden und subjektiven Einschätzungsskalen sind nicht besonders gut geeignet, um die aversive Wirkung von Neugeborenenschreien zu ermitteln, da sie einerseits zu unspezifisch sind (peripherphysiologische Variablen) und andererseits Unklarheit über ihre Eigenschaften als Meßinstrumente herrscht (subjektive Skalen).

Im Experiment III wird der Einfluß einer zustandsspezifischen Variablen mit in den Versuchsplan einbezogen, um ihre Wirksamkeit im Zusammenhang mit reizspezifischen Variablen zu untersuchen. Man kann vermuten, daß z.B. die Darbietung von Videoaufnahmen schreiender Kinder (Frodi et al., 1979a; b) bei den Betrachtern bestimmte Einstellungen gegenüber diesen hervorrufen, die ihre Reaktionen beeinflussen. Wenn es also Einstellungseffekte sind, die sich hier zeigen, liegt es nahe, diese direkt zu beeinflussen. Deshalb wird in Experiment III versucht, Einstellungseffekte dadurch zu erzielen, daß die Darbietung verschiedener Schreie mit unterschiedlichen Informationen über das Kind, von dem der Schrei stammt, kombiniert wird.

Zur Messung der Aversivität von Neugeborenenschreien in Experiment II und III wird die Methode der operanten Titration verwendet. Dies ist eine Methode, die der Lernpsychologie entstammt und den Vorteil aufweist, sowohl als zuverlässiges als auch gut interpretierbares Verfahren zur Messung aversiver Reizwirkungen in der einschlägigen Literatur zu gelten. Da über die Eigenschaften dieses Verfahrens für die hier interessierenden Fragestellungen aber noch keine systematischen Erkenntnisse vorliegen, wird erst ein Vorversuch (Experiment I) durchgeführt, um die Brauchbarkeit der Methode zu erkunden und eine Standardisierung der Meßbedingungen zu erzielen. Als unabhängige Variablen werden in diesem Experiment synthetische akustische Reize verwendet, um die Befunde mit Ergebnissen in der Literatur vergleichen zu können. Auf der Grundlage der hierbei gewonnenen Erfahrungen werden dann in Experiment II und III natürliche Signale als experimentelle Bedingungen eingeführt.

3.2 Die Diskrimination von Neugeborenenschreien durch Mütter, Nicht-Mütter und auf Grund spektraler Merkmale (*)

Die folgende Untersuchung soll drei Fragen klären:
1. Mit welcher Genauigkeit können Mütter die Schreie ihres eigenen Kindes am dritten, vierten und fünften Tag post partum diskriminieren?
2. Unterscheiden sich Mütter, Nicht-Mütter und die Analyse spektraler Schreimerkmale hinsichtlich der Genauigkeit, mit der verschiedene Schreie diskriminiert werden können?
3. Welcher Zusammenhang besteht zwischen der Diskriminationsleistung von Müttern und Nicht-Müttern einerseits und stationären spektralen Schreimerkmalen andererseits?
Eine befriedigende Beantwortung dieser Fragen setzt methodisch voraus, daß (1) die Reaktionen der Vpn (Mütter/Nicht-Mütter) in reliabler Weise quantitativ abgestuft erfaßt werden und (2) definierte stationäre Schrei-Merkmale ebenfalls quantitativ abgestuft beschreibbar sind. Als stationäre Schreimerkmale wurden das mittlere Niveau der F0 (zugeordnete Empfindungsgröße: Tonhöhe) und die mittlere harmonische Struktur (zugeordnete Empfindungsgröße: Klangfarbe) ausgewählt.

3.2.2 Methode

Akustische Bedingungen:
Verwendet wurden die Vokalisationen der neun Kinder (fünf männliche, vier weibliche) der in die Untersuchung einbezogenen Mütter. Die Kinder waren gesund, ihr mittleres Gewicht betrug 3.3 kg. Der mittler Abgar Score lag 10 Min. nach der Geburt bei 10. Die Schreie dieser Testkinder wurden mit den Schreien von 12 fremden Kindern verglichen. Die Schreisequenzen wurden nach den in Kap. 2.2.2 ('Spektralanalysen mit der schnellen Fouriertransformation (FFT)') beschriebenen Kriterien aufgenommen und zusammengestellt. Die Beurteilung erfolgte als vollständiger Paarvergleich. Ein Paarvergleichsdurchgang (Test) umfaßte jeweils den Schrei des eigenen Kindes (Ankerreiz) sowie vier Schreie fremder Kinder (Vergleichsreize). Diese n = 5 Schreie wurden auf einem Tonband zu n(n - 1)/2 = 10 Paaren zusammengestellt. Jeder der

*) Die Untersuchung erfolgte im Zusammenhang mit der Dissertation von Frau G. Nolten am Inst. für Med. Psychologie der Univ. Düsseldorf.

fünf Schreie trat somit viermal auf. Um Reihenfolgeeffekte zu kontrollieren, wurde jeder Schrei zweimal an zweiter Stelle placiert. Jedem der n = 10 Paare wurde eine Zahl zugeordnet und die Reihenfolge nach dem Schema 1, 2, n, 3, n-1, 4, n-2 permutiert. Jedes Paar wurde auf dem Tonband durch Angabe einer Nummer 1,

(440 Hz) voneinander getrennt. Die Zusammenstellung der drei Tests erfolgte mit Schreien von Kindern des dritten, vierten und fünften Lebenstages. Wurde das Schreien eines Testkindes (Ankerschrei) z.B. am dritten Tag post partum aufgenommen, so wurde dieser Schrei mit vier Vergleichsschreien von Kindern kombiniert, die ebenfalls drei Tage alt waren. Am vierten und fünften Tag wurde das Testkind erneut aufgenommen und sein Schrei wiederum mit vier Vergleichsschreien gepaart von Kindern, die ebenfalls vier bis fünf Tage alt waren. Die Vergleichsschreie vom dritten, vierten und fünften Tag stammten jeweils von verschiedenen Kindern, so daß 3 x 4 = 12 Vergleichsschreie resultierten. Sie lagen in ihrem mittleren Amplitudenspektrum im Normbereich der in Kap. 2.2.2 ('Spektralanalysen mit der schnellen Fouriertransformation (FFT)') untersuchten Stichprobe. Die Tonbänder waren stets so vorbereitet, daß die am Morgen aufgenommenen Ankerschreie nur an bestimmten Stellen des Bandes eingespielt zu werden brauchten. Die Spitzenwerte des Schalldruckpegels mit dem die Tonbänder vorgespielt wurden, betrug am Kopfhörer gemessen 85 dB(A) (gemessen mit Brüel & Kjaer Schalldruckpegelmeßgerät 2203 und künstlichem Ohr-Adapter 4153).

Beurteilung durch die Mütter:
Versuchspersonen (Vpn) waren neun Zweitgebärende mit komplikationslosem Schwangerschafts- und Geburtsverlauf (Alter: 22-36 Jahre). Kontakt mit ihrem Kind hatten sie fünfmal täglich etwa eine halbe Stunde lang.

Beurteilungsmethode war der vollständige Paarvergleich. Die Instruktion lautete: "Beurteilen Sie bitte, welcher der beiden Schreie dem Schrei Ihres Kindes ähnlicher ist!". Jede Mutter hatte 3 Tests, das heißt 3 x 10 Paarvergleiche durchzuführen, jeweils am Abend des dritten, vierten und fünften Tages post partum.

Beurteilung durch die Nicht-Mütter:
Die Nicht-Mütter hatten als Referenzgruppe folgende Kriterien zu

erfüllen: (1) das Urteil jeder einzelnen Mutter (Mutter 1-9) in jedem einzelnen Test (Tag 1-3) sollte mit den Urteilen der Nicht-Mütter vergleichbar sein (Standardisierungskriterium); (2) das Urteil der Nicht-Mütter sollte einen Maßstab liefern für maximale Diskrimination der Schreie des eigenen Kindes durch die Mütter (Kriterium der maximalen subjektiven Diskrimination). Beurteiler waren acht kinderlose Studentinnen (Alter: 22-26 Jahre).

Beurteilungsmethode war der vollständige Paarvergleich aller Schreie, die auch die Mütter zu beurteilen hatten. Jede Nicht-Mutter hatte jeweils 9 (Mütter) x 3 (Tage post partum) x 10 (Tests) = 270 Paarvergleiche zu absolvieren. Als Ankerreize für die Nicht-Mütter dienten die Ankerreize der Mütter, d.h. die insgesamt 27 Schreie der Kinder der neun Mütter an den drei Testtagen. Da die Nicht-Mütter mit diesen Ankerreizen nicht vertraut waren, wurde vor den Tests ein Training durchgeführt, das die maximale Vertrautheit mit den Ankerreizen herstellen sollte. Die 270 Paarvergleiche wurden in neun Testsitzungen mit jeweils 3 x 10 Tests (= 30 Paarvergleiche) unterteilt.

Eine Trainings-Test-Sitzung war so aufgebaut, daß zunächst drei Ankerschreie zu lernen waren. Diese waren stets Schreie von drei verschiedenen Kindern von unterschiedlichen Tagen, jeweils ein Kind vom dritten, vierten, fünften Tag post partum. Beim ersten Trainingsdurchgang wurden den Nicht-Müttern über Kopfhörer die drei Ankerschreie vorgespielt und als Schreie A, B und C vorgestellt. Dann wurden beim nächsten Durchgang die Ankerschreie in einer veränderten Reihenfolge vorgespielt und die Nicht-Mütter aufgefordert, ihre Reihenfolge auf einem Antwortbogen innerhalb von 10 Sekunden zu notieren. Anschließend wurde ihnen die korrekte Reihenfolge mitgeteilt. Eine Trainingsphase war dann abgeschlossen, wenn die richtige Reihenfolge der Schreie in vier aufeinanderfolgenden Durchgängen erkannt wurde.

Nach der Trainingsphase wurde den Nicht-Müttern dreimal einer der Schreie, die sie gerade kennengelernt hatten, vorgespielt. Laut Instruktion diente ihnen dieser Schrei als Ankerreiz für den folgenden Test mit 10 Paarvergleichen. Dann wurde ein Testtonband vorgespielt, das identisch war mit demjenigen, das der Mutter des Ankerschreikindes an einem der drei Testtage ebenfalls zur Beurteilung vorgespielt worden war.

Waren die 10 Beurteilungen erfolgt, wurde ein anderer der drei trainierten Ankerschreie und ein weiteres Testtonband vorgespielt. Beim dritten Ankerreiz wurde ebenso verfahren. Die neun Trainings-Test-Sitzungen waren über fünf Tage so aufgeteilt, daß an den Tagen 1 - 4 jeweils zwei und am fünften Tag eine Trainings-Test-Sitzung erfolgte. Durch systematische Permutation wurde dafür gesorgt, daß keine Reihenfolgeeffekte auftraten. Um Ermüdungseffekte zu vermeiden, wurde zwischen den beiden Trainings-Test-Sitzungen eines Tages eine Pause von 20 Minuten gemacht.

Beurteilung auf Grund der Spektralanalyse:
Um die Urteile der Mütter und Nicht-Mütter mit einem objektiven Maßstab vergleichen zu können, wurde ein Paarvergleich der N = 39 Schreie (12 Vergleichsschreie, 27 Ankerschreie) durchgeführt, der auf zeitinvarianten, physikalischen Merkmalen der Schreie basierte. Dabei wurde (1.) die mittlere Grundfrequenz und (2.) die harmonische Struktur des Langzeitamplitudenspektrums entsprechend der in Kap. 2.2.2 ('Spektralanalyse mit der schnellen Fouriertransformation (FFT)') beschriebenen Methode betrachtet. Im Falle der Grundfrequenz kann der Paarvergleich in Analogie zum Urteilsverfahren der Mütter und Nicht-Mütter durch den Absolutbetrag der Differenz zweier Zahlen durchgeführt werden:
$d(i,j) = F0(i) - F0(j)$; $F0(i)$, $F0(j)$ = Grundfrequenz des Schreies i bzw. j. Im Falle der harmonischen spektralen Struktur wird ein euklidisches Distanzmaß nach der Formel

$$d(i,j) = \sqrt{\sum_{n=1}^{9} (A(i,n) - A(j,n))^2}$$

berechnet. Dabei sind $A(i,n)$ und $A(j,n)$ die Amplituden der beiden zu vergleichenden spektralen Linien der n-ten Harmonischen des Schreies i bzw. j. Erfahrungsgemäß reichen die ersten neun Harmonischen aus, um die spektrale Struktur eines Säuglingschreies im analysierten Frequenzbereich zu repräsentieren. Ist der Betrag von $d(i,j)$ groß, bedeutete dies eine relative Unähnlichkeit zwischen den Spektren. Ist er klein, weisen die beiden verglichenen Schreie eine große Ähnlichkeit auf. Abb. 33 stellt die Vorgehensweise anhand eines Anker- und eines Vergleichsschrei-Spektrums dar.

$$D = \sqrt{(A_1 - R_1)^2 + \ldots + (A_9 - R_9)^2}$$

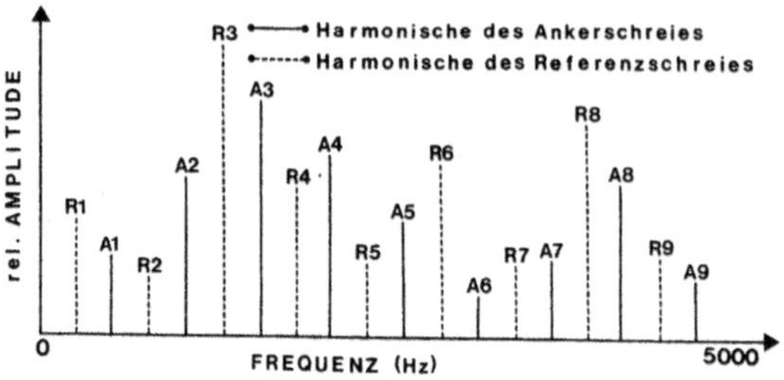

Abb. 33: Bestimmung der akustischen Distanz aufgrund der Amplituden der ersten neun Harmonischen von zwei zu vergleichenden Spektren.

Auswertung:

1. Bestimmung der Diskriminationsleistung:

Die Paarvergleiche wurden für die Gruppe der Mütter, Nicht-Mütter und die spektralen Diskriminatoren in jeweils einer Summenmatrix zusammengefaßt und mit der BTL-Skalierungsmethode ausgewertet (Bradley & Terry, 1952). Sie hat den Vorteil, leicht mit einem Computer berechnet werden zu können und liefert ähnliche Ergebnisse wie andere Skalierungsmethoden (s. Sixtl, 1965). Sie hat das Skalenniveau einer Intervallskala und kann deshalb das Ausmaß von Ähnlichkeit zwischen den Reizen kontinuierlich abbilden, besitzt aber keinen absoluten Nullpunkt.

Als relativer Nullpunkt der Ähnlichkeit wird derjenige Schrei bestimmt, der bei einem vollständigen Vergleich den niedrigsten BTL-Wert hat.

Ein hoher Ähnlichkeitswert z.B. bei einem Ankerreiz bedeutet, daß der jeweilige Diskriminator den Ankereiz als sehr ähnlich mit sich selbst beurteilt hat. Ähnlichkeit des Ankerreizes 'mit sich selbst' bedeutet im Fall einer Mutter, daß der per Kopfhörer wahrgenommene Schrei des eigenen Kindes mit dem von ihr erinnerten Schrei des eigenen Kindes als besonders ähnlich in Relation zu den Vergleichsschreien eingestuft wurde. Im Falle der spektralen Merkmale bedeutet ein hoher Wert, daß der Ankerreiz in Bezug auf das jeweilige spektrale Merkmal mit sich selbst in Relation zu den Vergleichsschreien eine hohe Ähnlichkeit aufweist. Das Maß gibt also quantitativ an, wie gut ein bestimmter Schrei auf Grund des spektralen Diskriminators in Relation zu allen übrigen erkannt werden kann.

Eine zufriedenstellende Zuverlässigkeit dieser Diskrimination ist dann gegeben, wenn die Urteile transitiv sind, d.h. nur wenig Inkonsistenzen aufweisen. Die Schätzung der Transitivität in Prozent sagt aus, in welchem Ausmaß die Urteile nur auf einer Beurteilungsdimension beruhen: Bei hoher Transitivität richtet sich das beurteilende Kollektiv (Mütter, Nicht-Mütter) oder objektive Meßverfahren (Spektrum, Grundfrequenz) im wesentlichen nur nach einer Dimension (Ähnlichkeit), bei geringer Transitivität ist die Beurteilungsgrundlage in sich widersprüchlich und damit unzuverlässig. Der Anteil der linearen (transitiven) Varianz wurde nach Mosteller (1951) geschätzt und mit einer Chi-Quadrat-Methode auf Signifikanz geprüft. Diese Schätzungen bezogen sich auf die gruppierten Urteile. Um die Konsistenz der individuellen Urteile der Mütter als Maß für ihre Reliabilität zu bestimmen, wurden Konsistenzkoeffizienten nach Kendall (1955) gerechnet.

2. Bestimmung der Identifikationsrate:
Die Identifikationsrate als Häufigkeitsmaß für das Erkennen des eigenen Kindes im Falle der Mütter bzw. des Ankerreizes im Falle der Nicht-Mütter und der Spektralanalyse ergab sich auf der Basis der Skalierung der Ähnlichkeit. Sie wurde gemessen durch den prozentualen Anteil von Ähnlichkeitsurteilen, den das eigene Kind bzw. der Ankerreiz auf sich vereint.

3. Bestimmung des Zusammenhanges zwischen Diskriminationsleistung und Reizmerkmalen:
Um Einblick in den korrelativen Zusammenhang der subjektiven Diskriminationsleistung der Mütter und Nicht-Mütter und der beiden objektiven, physikalischen Parameter zu erhalten, wurden multiple Produkt-Moment-Korrelationen zwischen den beiden objektiven Maßen als Prädiktoren und jedem einzelnen der subjektiven Maße als abhängige Größen für die drei Tage gerechnet.

3.2.3 Ergebnisse

Die Transitivitätsschätzung der gruppierten Urteile ergab in allen Fällen einen hochsignifikanten Anteil der linearen Varianz ($p \leq 0.001$), der etwa 80-90 % der Gesamtvarianz ausmacht. Tab. 3 gibt einen Überblick über die Konsistenzkoeffizienten für die individuellen Urteile der Mütter.

Mütter	1. Testtag	2. Testtag	3. Testtag
1	1.0	1.0	1.0
2	1.0	1.0	1.0
3	1.0	.6	1.0
4	1.0	.6	1.0
5	1.0	1.0	1.0
6	1.0	.8	.8
7	.2	.8	.8
8	.6	1.0	1.0
9	1.0	.8	1.0

Tab. 3: Konsistenzkoeffizienten für das Urteil der Mütter an den Testtagen 1 - 3

Die meisten Koeffizienten zeigen eine zufriedenstellende Reliabilität an. Nur wenige Koeffizienten sind unter einem akzeptablen Konsistenzniveau. Die individuellen Konsistenzkoeffizienten stimmen im Mittel gut mit den kollektiven Transitivitätsschätzungen überein. Dies gilt auch für die individuellen Urteile der Nicht-Mütter. Die Konsistenzkoeffizienten für die Spektralanalyse haben stets den Maximalwert von 1.0. Die Tab. 4 gibt die Prozentwerte für die Identifikationsraten der Mütter und Nicht-Mütter an.

	1. Testtag	2. Testtag	3. Testtag
Mütter	81%	89%	97%
Nicht-Mütter	97%	95%	94%

Tab. 4: Identifikationsraten für die Mütter und Nicht-Mütter an den Tagen 1 - 3

Die Nicht-Mütter identifizieren die Ankerreize mit einer Rate von 90 - 97%. Die Mütter zeigen einen zeitlichen Anstieg über die drei Testtage, beginnend mit einer Identifikationsrate von 81% am ersten Tag. Die spektralanalytischen Variablen identifizierten die Schreie stets mit einer Rate von 100%. Die nächste Abbildung (Abb. 34) zeigt die für die neun Ankereize gemittelten Ähnlichkeitsskalierungen. Die Ähnlichkeiten in Einheiten der BTL-Skala sind dreidimensional dargestellt als Funktion der drei Tage und der vier Diskriminatoren. Die Ähnlichkeitswerte der Vergleichsreize gegenüber den Ankerreizen werden nicht mit abgebildet, da sie in der Regel niedrig sind und keinem besonderen Trend gehorchen. Für den angestrebten Zweck des Vergleiches der vier Diskriminatoren sind nur die Ähnlichkeitsskalierungen für die Ankerreize bedeutsam.

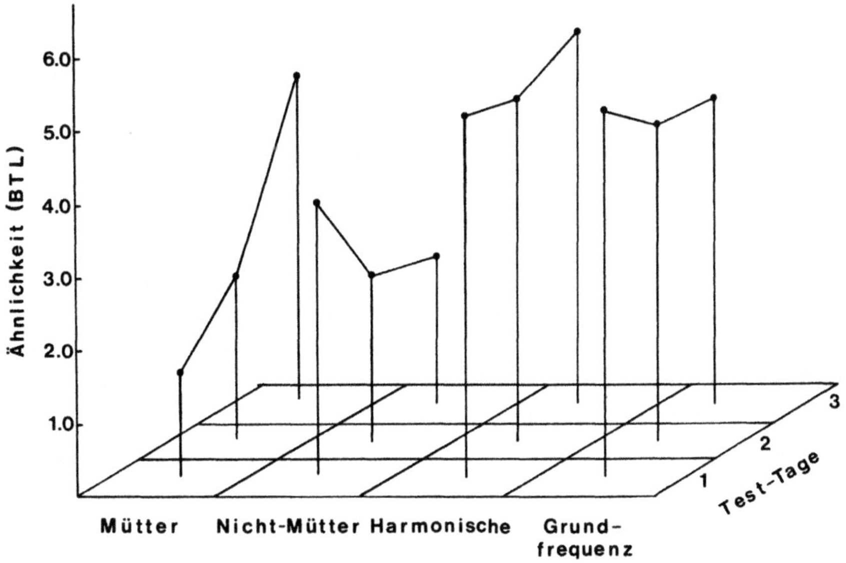

Abb. 34: Ähnlichkeitsskalierungen für die vier Diskriminatoren am ersten bis dritten Testtag (dritter bis fünfter Tag post partum)

Die Ähnlichkeitsskalierung der Mütter steigt, bezogen auf ihr eigenes Kind, steil vom ersten bis zum dritten Tag an und erreicht einen maximalen BTL-Wert von 6.3. Die Ähnlichkeitsskalierung der Nicht-Mütter für den Ankerreiz erreicht ein vergleichsweise hohes Niveau, weist aber keinen zeitlichen Trend auf. Die höchsten Ähnlichkeitswerte zeigen die beiden spektralen Maße. Da eine Identifikation der Anker-Reize bei beiden Variablen in 100% der Fälle gelingt und die Urteile keinerlei Inkonsistenzen aufweisen, können die beobachteten BTL-Distanzen zu den Referenzschreien als obere Grenze der Diskriminationsleistung angesehen werden.

Tab. 5 zeigt die multiplen Korrelationen zwischen den kombinierten physikalischen Maßen und den subjektiven Diskriminationen.

	1. Testtag	2. Testtag	3. Testtag
Mütter	.53	.46	.77
Nicht-Mütter	.76	.68	.90

Tab. 5: Multiple Korrelationen zwischen der kombinierten Diskrimination auf Grund der harmonischen Struktur und der Grundfrequenz als Prädiktoren und den Diskriminationen der beiden Gruppen für die drei Testtage.

Es zeigt sich, daß die Diskriminationen für die Nicht-Mütter etwas höher mit den physikalischen Parametern korreliert sind als die für die Mütter. Am dritten Tag sind für beide Gruppen höhere Korrelationen zu beobachten als an den vorhergehenden Tagen.

3.2.4 Diskussion

Trotz der hohen Ausgangslage von 81% korrekter Identifikationen am dritten Lebenstag ist bei den Müttern noch ein kontinuierlicher Lernfortschritt bis zum fünften Lebenstag zu verzeichnen. Dieses Ergebnis unterscheidet sich von den bisher vorliegenden Ergebnissen zur Beziehung von Identifikationsleistung der Mütter und Lebensalter des Kindes. Bei Formby (1967) ist nach dem zweiten Lebenstag keine Verbesserung mehr festzustellen, da alle acht untersuchten Mütter ihre Kinder zwischen dem dritten und sechsten Lebenstag korrekt identifizierten. In den anderen Arbeiten (Valanne et al., 1967; Morsbach und Bunting, 1979; Morsbach, 1980) steht die Identifikationsleistung in keiner erkennbaren regelhaften Beziehung zum Lebensalter.

Nun sind allerdings die Ausgangsdaten nicht unmittelbar vergleichbar: In der vorliegenden Untersuchung wird die gleiche Stichprobe zu drei verschiedenen Zeitpunkten geprüft und der mittlere Fähigkeitszuwachs bestimmt, in allen anderen Untersuchungen werden hingegen unterschiedliche Stichproben für die jeweils untersuchten Altersgruppen erhoben. Wenn man nun davon ausgeht, daß die Identifikationsleistungen zwischen den Müttern größere Unterschiede aufweisen als die zwischen den beurteilten Lebenstagen (Hinweise dafür liefert z.B. die Arbeit von Morsbach, 1980), dann ließen sich die abweichenden Ergebnisse verschiedener Autoren durchaus erklären: Vor allem bei den sehr geringen

Stichprobenumfängen der untersuchten Mütter pro Altersstufe ist die Gefahr groß, daß intraindividuelle tatsächlich vorhandene Lernfortschritte überdeckt werden von der interindividuell unterschiedlichen Fähigkeit der Mütter, korrekt zu identifizieren. Dadurch, daß hier die gleiche Mütter-Stichprobe zu verschiedenen Zeitpunkten beurteilt, ist dieser Fehlervarianzanteil reduziert und somit der Lernfortschritt, befreit vom Einfluß möglicher Stichprobenartefakte, deutlicher darstellbar.

Diese Überlegungen führen allerdings zu der bisher nicht geklärten Frage, in welchem Ausmaß Mütter überhaupt verschiedene Schreie diskriminieren können und ob sie sich darin von Nicht-Müttern unterscheiden. Dabei geht es nicht nur um die Identifikation bestimmter Schreie, sondern um die Anordnung aller dargebotenen Schreie entlang eines subjektiven Ähnlichkeitskontinuums. Die bisher vorliegenden Daten zur Identifikation des eigenen Kindes anhand seines Schreiens während der ersten Lebenswoche beruhen ausnahmslos auf dem Kalkül der besser als zufälligen Zuordnung. Der hier gewählte Ansatz geht dagegen über diese qualitativen Entscheidungen im Sinne der Treffermethode hinaus. Hier wird versucht, zusätzlich zur Identifikationsleistung einer Person die zugrundeliegende Diskriminationsleistung im Sinne einer quantitativ abgestuften Ähnlichkeitsskalierung zu beschreiben. Dieses Vorgehen hat verschiedene Vorteile, die insgesamt nicht nur der präziseren Beschreibung, sondern auch der Aufklärung unterschiedlicher Identifikationsleistungen dienen können:

1. Die Reliabilität (Konsistenz) individueller und gruppierter Urteile läßt sich ermitteln.
2. Die Diskriminationsleistung kann auf Intervallskalenniveau abgebildet werden.
3. Die Kovariation von skalierten Urteilen und physikalischen Schreimerkmalen wird beschreibbar.

Wenn man als Maß für diese Fähigkeit die Konsistenz oder Transitivität der Paarvergleichsurteile nimmt, dann ergibt sich für Mütter und Nicht-Mütter eine gleich hohe mittlere Transitivität der Urteile, die besagt, daß Mütter und Nicht-Mütter insgesamt nur in geringem Ausmaß widersprüchliche Urteile abgeben. Dadurch ist ein wesentliches Kriterium für die Annahme einer Diskriminationsleistung dargestellt. Sowohl in der Identifikationsleistung als auch in der Diskriminationsleistung ist die Gruppe der Mütter mit der der Nicht-Mütter im Mittel (über die drei Testtage hinweg) vergleichbar. Man kann also feststellen, daß Nicht-Mütter ebensogut diskriminieren können wie Mütter, wenn sie vorher mit den kritischen Ankerreizen vertraut gemacht werden. Insofern ist die Schlußfolgerung von Morsbach und Murphy (1979) zu erweitern: Es kommt offenbar nicht so sehr darauf an, ob Eltern oder Nicht-Eltern Erfahrung im Umgang mit Kindern haben, sondern vielmehr darauf, daß sie einen bestimmten vertrauten Schrei als Referenz zur Verfügung haben, an dem sie ihre Urteile orientieren. Allerdings zeigen die vorliegenden Ergebnisse auch, daß es sowohl bei den Müttern als auch bei den Nicht-Müttern besser und schlechter diskriminierende Personen gibt. Bei den Müttern variieren die Konsistenzkoeffizienten für die einzelnen Tests von 0.20 bis 1.0, bei den Nicht-Müttern von 0.63 bis 1.0.

Betrachtet man die Zeit, unterscheiden sich die beiden Gruppen dadurch, daß die Mütter einen deutlichen Anstieg in beiden Maßen aufweisen, die Nicht-Mütter aber nicht. Für die Nicht-Mütter ist dieses Ergebnis einfach zu erklären: Durch systematische Permutation der Reize wurde verhindert, daß die zeitliche Abfolge der Reize, die für die Gruppe der Mütter galt, auch für die Gruppe der Nicht-Mütter galt. Wäre bei der Gruppe der Nicht-Mütter ein deutlicher Unterschied in der Identifikation oder Diskrimination der Ankerreize zwischen den Tagen aufgetreten, hätte dies bedeutet, daß an den drei Testtagen die Ankerreize auch für die Mütter unterschiedlich schwierig zu beurteilen gewesen wären. Entsprechend kann man folgern, daß der Leistungszuwachs, den die Mütter über die drei Testtage hinweg zeigten, einen echten Lernfortschritt darstellt und nicht auf unterschiedlich schwer zu diskriminierenden Reizbedingungen basiert.

Die Diskrimination der Ankerreize, die die Mütter am dritten Tag zeigen, kann als obere Leistungsgrenze angesehen werden, wenn man von den Diskriminationswerten ausgeht, die die Spektralanalyse erbracht hat. Da sich in den individuellen Paarvergleichen, basierend auf den physikalischen Parametern, keinerlei Inkonsistenzen ergaben, können die entsprechenden Ähnlichkeitswerte als Referenz für die maximal mögliche Diskriminationsleistung angesehen werden.

Die Frage, von welchen physikalischen Charakteristika die Diskriminationsleistung der beiden Gruppen von Testpersonen abhängt, kann ansatzweise diskutiert werden. Es zeigte sich, daß eine enge Beziehung zwischen den Urteilen sowohl der Mütter als auch der Nicht-Mütter und der linearen Kombination der Ähnlichkeitsskalierungen, basierend auf der harmonischen Struktur und der Grundfrequenz der Schreie, besteht. Der Analyse der harmonischen Struktur eines akustischen Signales entspricht auf der subjektiven Ebene die Wahrnehmung der Klangfarbe (Timbre) und der Bestimmung der Grundfrequenz entspricht die Wahrnehmung der Tonhöhe. Da diesen beiden Aspekten eines akustischen Signales als zeitinvarianten Merkmalen eine wesentliche beschreibende Funktion zukommt, wurden sie hier verwendet. Ebenso wie in der Arbeit von Gustavson et al. (1984) erweisen sich auch bei der vorliegenden Arbeit die Grundfrequenz und frequenzabhängige Amplitudenwerte als gut geeignete Maße einen bestimmten Schrei zu identifizieren. Im Unterschied zu Gustavson et al. (1984) wurden hier allerdings nicht die mittleren Amplituden bestimmter, abgegrenzter Frequenzbereiche verwendet sondern die Harmonischen (d.h. die Amplituden der Maxima innerhalb bestimmter Frequenzbereiche).

Das Ergebnis der Ähnlichkeitsskalierung zeigt, daß die Grundfrequenz und die harmonische Struktur die Diskrimination individueller Schreie mit hoher Genauigkeit und Zuverlässigkeit erlauben und deshalb geeignet sind für die weitergehende Untersuchung der Frage, in welchem Ausmaß eine Beziehung zwischen diesen physikalischen Merkmalen und der Diskrimination der Signale durch die beiden Beurteilergruppen besteht. Auffallend ist die Tatsache, daß die Nicht-Mütter in ihrem Urteil eine engere multiple Korrelation zu den spektralen Maßen zeigen, als dies bei den Müttern der Fall ist. Rein methodisch ist zunächst festzustellen, daß diese Korrelation mit der Höhe der Diskriminationsleistung beider Gruppen nichts zu tun hat, denn das Ausmaß einer korrelativen Beziehung ist unabhängig von den Mittelwerten der Observablen. Für beide Gruppen können die Korrelationen kausal interpretiert werden, denn es liegt eine Reiz-Reaktionsverkettung mit einer eindeutigen Zeitstruktur vor: Zuerst wird der Reiz geboten, dann folgt die Diskrimination als Reaktion (Eine kausale Beziehung zwischen zwei Ereignissen A und B ist an die Voraussetzung gebunden, daß Ereignis B erst dann auftreten kann, wenn vorher Ereignis A aufgetreten ist). Für den Vergleich der Urteile von

Müttern und Nicht-Müttern bedeutet dies, daß die Nicht-Mütter sich offenbar stärker nach den beiden spektralen Merkmalen gerichtet haben, als dies die Mütter taten. Diese Interpretation führt zu der Frage: Wonach richteten sich die Mütter noch außerdem? Diese Frage gewinnt besonderes Interesse durch die Tatsache, daß die Mütter am dritten Testtag außerordentlich hohe Diskriminationsleistungen zeigten, die den maximal möglichen Diskriminationsleistungen der objektiven Diskriminatoren entsprachen. Verallgemeinert man das Problem, geht es um die Frage der Abhängigkeit der Diskriminationsleistungen von einem ganzen Bündel von Variablen. Durch faktorenanalytische Auswertungen der Zusammenhänge der Diskriminationsleistungen der Mütter und der Nicht-Mütter mit einer Vielzahl von stationären und nichtstationären Reizmerkmalen kann versucht werden, diese Frage differentiell für beide Gruppen aufzuklären. Bei zukünftigen Untersuchungen sollte auch der Einfluß unterschiedlicher Randbedingungen, wie der Grad der Erfahrung mit dem Kind, und individualspezifische Faktoren, die die Persönlichkeit des Beurteilers betreffen, mit berücksichtigt werden, da es offenbar gute und weniger gute Beurteiler gibt.

3.2.5 Zusammenfassung

Für eine Mutter ist die Fähigkeit, zwischen den Schreien verschiedener Kinder unterscheiden zu können, eine notwendige Voraussetzung dafür, ihr eigenes Kind zu erkennen und auf seine Signale adäquat zu reagieren.

Neun Mütter beurteilten in einer vollständigen Paarvergleichssituation die Schreie von jeweils fünf Neugeborenen am dritten, vierten und fünften Tag nach der Geburt ihres Kindes. Jede Mutter verglich den Schrei ihres Kindes (Ankerschrei) mit den Schreien von vier neugeborenen Kindern des gleichen Alters.

Der Paarvergleich der Schreie wurde ebenso von zwei anderen Diskriminatoren durchgeführt: (1.) von einer Gruppe von acht Nicht-Müttern, die trainiert wurden, den Ankerschrei zu erkennen und (2.) von einer Computeranalyse, die auf dem mittleren harmonischen Spektrum und der mittleren Grundfrequenz basierte.

Es zeigte sich, daß die Diskriminationsleistung der Nicht-Mütter an den drei Testtagen auf einem gleichbleibend hohen Niveau war, aber nicht das Optimum erreichte, das durch die Diskrimination aufgrund der Spektralanalyse definiert war. Die Mütter begannen am ersten Testtag mit einer relativ niedrigen Diskriminationsleistung, zeigten am zweiten Testtag eine mit den Nicht-Müttern vergleichbare Leistung und erreichten am dritten Tag das Niveau der Computerdiskrimination. Korrelative Beziehungen zwischen den Diskriminationsmaßen für die Mütter und die Nicht-Mütter und den spektralen Diskriminatoren als Prädiktorvariablen lassen vermuten, daß sich die Mütter von den Nicht-Müttern in der Wahl der Merkmale unterschieden, die sie beim Erkennen ihres Kindes zu Grunde legten.

3.3 Experiment I: Die Standardisierung der operanten Technik zur Untersuchung der Verstärkerwirkung akustischer Reize (*)

Bevor die Rezeption von Neugeborenenschreien auf der reiz- und zustandsspezifischen Ebene untersucht werden konnte, war es erforderlich, eine geeignete Verhaltenstechnik zu finden, mit der die Aversionswirkung akustischer Reize zuverlässig und empfindlich gemessen werden konnte. Wie in Kap. 3.1.2 ('Das Problem der Reizspezifität') erläutert wird, spielt die Frage der Aversivität bestimmter Schreimerkmale eine große Rolle in der Rezeptionsforschung. Üblicherweise werden Schätzskalen oder peripherphysiologische Verfahren oder Kombinationen beider Methoden eingesetzt, um die Ausprägung dieser Qualität zu erfassen. Wie die Diskussion der hierbei gefundenen Ergebnisse deutlich machte, weisen diese Verfahren - insbesondere für akustische Reize - erhebliche Nachteile auf. Deshalb wurde für die eigenen Untersuchungen der Weg beschritten, mit Hilfe von operanten Verhaltenstechniken eine Verbesserung der Validität von Aversionsmessungen in Bezug auf Neugeborenenschreie zu erzielen. Der Begriff der Aversivität kann lerntheoretisch in einen direkten Zusammenhang mit dem Konzept der negativen Verstärkung gebracht werden, d.h. der motivierenden Wirkung eines unangenehmen Reizes, den Zuhörer zu veranlassen, sich aktiv seiner zu entledigen. Doch bevor eine solche Verhaltenstechnik für die Analyse der Verstärkerwirkung von Neugeborenenschreien verwendet werden konnte, mußte die Methode anhand von Angaben aus der Literatur adaptiert und standardisiert werden. In einem Vorversuch sollte diese Standardisierung erreicht und die Empfindlichkeit und Zuverlässigkeit der Methode gegenüber der zu messenden Reizqualität geprüft werden.

3.3.1 Einführung

Das Prinzip der chemischen Titration beruht darauf, daß man einem Lösungsmedium, in dem eine in ihrer Konzentration zu messende Substanz vorliegt, eine andere Substanz so lange hinzufügt, bis ein Indikator ein chemisches Gleichgewicht zwischen den beiden Substanzen anzeigt. Da die beigefügte Menge der zweiten Substanz bekannt ist, kann die unbekannte Konzentration der ersten Sub-

*) Das Experiment wurde im Rahmen der Diplomarbeit von Herrn M. Meyer am Inst. für Med. Psychologie der Uni. Düsseldorf durchgeführt.

stanz daraus abgeleitet werden. Die operante Titrationstechnik wurde von den Psychopharmakologen Weiss & Laties (1958; 1959; 1963; 1970) entwickelt, um die aversive Wirkung elektrischer Reize im Tierversuch (Affen, Ratten) zu messen. Die Autoren waren an einer Methode interessiert, mit der die Verschiebung der Schmerzschwelle in Abhängigkeit von der Gabe schmerzstillender Medikamente bestimmt werden konnte. In Analogie zum chemischen Paradigma wird bei der operanten Titration die unbekannte Größe, die Aversivität eines physikalischen Reizes, durch eine meßbare Größe, die mit dieser Aversivität in ein Gleichgewicht tritt, ebenfalls in ihrer Ausprägung sichtbar. Diese meßbare Größe ist der motorische Aufwand, der sogenannte 'operant level', den das Tier betreibt, um den aversiven Reiz auf einem erträglichen Niveau zu halten. Es kann zum Beispiel mehr oder weniger häufig einen Hebel bedienen, um die applizierte Stromstärke zu regulieren.

Bedient es häufig den Hebel, wird der Stromfluß von der steuernden Apparatur auf einem niedrigen Niveau eingestellt. Bedient es den Hebel weniger, steigt die Stromstärke an bis sie einen Wert erreicht, der für das Tier nicht mehr akzeptabel ist, so daß es erneut versucht, seinen Pegel unter die Aversionsschwelle zu drücken.

In einem lerntheoretischen Sinne kann man hier von dem Prinzip einer negativen Verstärkung sprechen: Das Tier zeigt ein bestimmtes operantes Verhalten mit einer erhöhten relativen Häufigkeit (Verstärkung), um einem aversiven (negativen) Reiz zu entgehen. Andererseits hat der motorische Aufwand, den es betreiben muß, um der unangenehmen Stimulation zu entgehen, ebenfalls aversive Eigenschaften. Es muß sein operantes Verhalten deshalb so regulieren, daß es einen Kompromiß zwischen diesen beiden aversiven Stimulationen findet, der die Summe beider Quellen aversiver Stimulation auf ein Minimum bringt.

Die gemessene Aversionsschwelle ist ein Ausdruck dieses Aversionsminimums: Verringert das Tier seinen 'operant level', steigt die Brutto-Aversivität der Situation dadurch an, daß die Stromstärke zunimmt; erhöht es seinen 'operant level', steigt die Brutto-Aversivität dadurch an, daß zuviel motorische Energie benötigt wird. Im Sinne motivationspsychologischer Terminologie handelt es sich also um einen Meidungs-Meidungskonflikt.

Molino (1974a, b) adaptierte diese Methode für Humanexperimente, um die Aversionsschwelle bei akustischer Stimulation zu messen. In seinen Untersuchungen wurden Versuchspersonen mit akustischen Reizen unterschiedlicher Frequenz beschallt, deren Schalldruckpegel anstieg, wenn die Versuchspersonen nicht ein bestimmtes Kriterium durch schnelle Betätigung eines Hebels erreichten. War ein stabiles Gleichgewicht zwischen Hebeldruckrate und Schalldruckpegel erkennbar (gewöhnlich nach wenigen Minuten), wurde der eingestellte Schalldruckpegel als Maß für die akustische Aversionsschwelle betrachtet. Molino wies nach, daß diese Aversionsschwelle in deutlicher Abhängigkeit zur Frequenz von Sinustönen oder bandpaßgefiltertem Rauschen stand: Mit steigender Frequenz stieg auch bis zu einem gewissen Punkt die Aversionsschwellenfunktion an und erreichte bei ca. 1 kHz einen asymptotischen Maximalwert.

Dieser Verlauf steht in enger Beziehung zu den in der Psychophysik wohlbekannten isophonen Verläufen, die Konturen gleicher Lautstärke bei unterschiedlichen Frequenzen beschreiben (Fletcher & Munson, 1933). Molino (1974b) zieht aus diesem Zusammenhang den Schluß, daß Lautstärke und Aversivität eines akustischen Reizes, definiert als Aversionsschwelle gegenüber dem Reiz, eng miteinander korreliert sind. Da die operante Titrationstechnik eine differentielle Wirksamkeit unterschiedlicher akustischer Bedingungen abzubilden vermag und von der lerntheoretischen Seite her offenbar eine Interpretationsmöglichkeit des operanten Verhaltens im Sinne des Konzeptes der negativen Verstärkung gegeben ist, schien dieses Verfahren geeignet, um die Aversivität unterschiedlicher Neugeborenenvokalisationsbedinungen zu ermitteln.

Die Standardisierung der Methode sollte an Hand artifizieller akustischer Stimuli durchgeführt werden, um zunächst die Wirkung rein stationärer, im Spektrum einfach aufgebauter Reize kennenzulernen, die durch Fouriersynthese erzeugt werden können. Standardisierung bedeutet in diesem Falle die Festlegung einer Reihe methodischer Einzelheiten. Dazu gehören technische Details, wie die Kalibrierung des Schalldruckpegels an den Kopfhörern, aber auch die Definition von Rahmenbedingungen, die die operante Reaktion, die ihr nachfolgende negative Verstärkung und die zeitlichen Beziehungen zwischen Reaktion und Verstärkung betrifft. Molinos (1974a, b) Ergebnisse zeigen, daß seine Versuchspersonen eine gewisse Zeit benötigen, bis sie eine stabile Reaktionsrate erzielen. Der Grund ist vermutlich in den zeitlichen Kontingenzbeziehungen zwischen Verstärkung und Hebeldruckrate zu suchen, die den Versuchspersonen offenbar eine gewisse Einübung abverlangten. Diese Einübungsphase sollte im vorliegenden Fall dadurch verkürzt werden, daß es den Versuchspersonen ermöglicht wurde, mit nur einem vergleichsweise geringen motorischen Aufwand eine Kontrolle des Schalldruckpegels zu erzielen. Damit war auch die Erwartung verknüpft, ein Auftreten von Ermüdungserscheinungen schon nach kurzer Versuchsdauer zu verhindern.

Allgemein formuliert geht es im folgenden Experiment um die Frage, ob sich für Töne, die sich in ihrer Grundfrequenz, spektralen Zusammensetzung und den Intervallbeziehungen bei Kombinationen zweier Töne voneinander unterscheiden, differentielle Effekte mit der operanten Titrationstechnik nachweisen lassen.

Eine experimentelle Bedingungsvariation wurde innerhalb von drei verschiedener Dimensionen durchgeführt.

1. Die Grundfrequenz der Stimuli variierte fünfstufig in einem Bereich von 55 bis 880 Hz (5 Oktaven). Es sollte geprüft werden, welchen Einfluß die Variation der Grundfrequenz innerhalb dieses Bereiches auf das operante Vermeidungsverhalten ausübt.

Eine Reihe von Befunden legt nahe, daß in diesem Frequenzbereich eine besonders ausgeprägte Reaktionsvariabilität zu erwarten ist. Molino (1974b) variierte Sinustöne und 1/3 Oktav-Rauschbänder über einen Frequenzbereich von 50 bis 10000 Hz. Die titrierten Schalldruckpegel zeigten einen Abfall über ca. 35 dB (Ref. 0.0002 dyn/cm^2) von 50 bis 1000 Hz. Oberhalb dieser Frequenz änderte sich die Aversionsschwelle nicht mehr. Für die reinen Töne fand Molino eine etwas niedrigere Toleranzgrenze als bei den Rauschbändern: Bei 1000 Hz betrug sie ca. 80 dB für Sinustöne versus ca. 85 db für Rauschbänder. Pollack (1952) instruierte Versuchspersonen, Sinustöne in ihrer Lautstärke audiometrisch so einzustellen, daß sie über einen längeren Zeitraum erträglich waren. Er fand eine Frequenzfunktion, die dem Verlauf der Funktion Molinos entspricht, aber bei 1000 Hz den Schwellenwert von nur 60 dB aufweist. Die Angaben von Rintelmann und Carhart (1964), ebenfalls auf audiometrischer Basis, bestätigen diese Werte in etwa. Ventry, Woods, Rubin und Hill (1971) finden audiometrisch bei reinen Tönen sogar noch etwas niedrigere Toleranzwerte (54 dB bei 500 Hz, ca. 50 dB bei 1000 und 2000 Hz).

2. Die spektrale Zusammensetzung der Reize variierte fünfstufig vom reinen Sinuston bis zum Klang mit fünf harmonischen Komponenten.

Diese Variable wurde eingeführt, um zu prüfen, ob sich bei unterschiedlichen spektralen Zusammensetzungen ein Einfluß auf die Aversität akustischer Reize zeigt.

Plomp (1964) wies nach, daß Versuchspersonen höchsten fünf Partialtöne eines Klanges korrekt unterscheiden können. Deshalb scheint eine maximale Anzahl von fünf Harmonischen zur Beantwortung der Frage, ob die spektrale Zusammensetzung von Bedeutung ist, ausreichend zu sein.

3. Als dritte unabhängige Variable wurde eine Variation von Intervallbedingungen eingeführt, da unterschiedliche Intervalle bei Tonkombinationen für die Rezeption akustischer Reize in der Literatur als wesentlicher Faktor angesehen wird. Zwei Töne können gleichzeitig erklingen und bilden - abhängig von der Differenz ihrer jeweiligen Grundfrequenzen - ein bestimmtes tonales Intervall. Die temperierte musikalische Skala legt 12 äquidistante Intervallschritte innerhalb einer Oktave fest. Eine Paarung von Tönen kann somit zwölfstufig erfolgen und ergibt je nach dem Verhältnis der Grundfrequenzen der beiden Töne zueinander unterschiedlich konsonante oder dissonante Wirkung auf den Zuhörer.

Nach Plomp & Levelt (1965) wirken Tonkombinationen mit kleinen Intervallen (z.B. Halbtonabstand) dissonanter als solche mit größeren (z.B. Quintabstand). Als Realisation dieser Intervallvariablen werden die möglichen 12 Tonkombinationen gebildet und im Experiment auf ihre operante Verhaltenswirksamkeit hin untersucht. Ausgehend von den Untersuchungen von Plomp (1964) und Plomp & Levelt (1965) soll mit Hilfe dieser Variablen die Frage beantwortet werden, ob unterschiedlich konsonate oder dissonante Klänge unterschiedlich aversiv wirken. Bei Neugeborenen lassen sich tonspektrographisch ebenfalls transiente Intervallkombinationen als doppelt auftretende Serien von Obertönen mit unterschiedlicher Grundfrequenz nachweisen (Michelsson, 1971), so daß diese Variable auch für eine Interpretation der Verhaltenswirksamkeit natürlicher Reize bedeutsam ist.

3.3.2 Methode

Versuchsplan:
Durch die Kombination jeder Stufe einer Variablen mit jeder Stufe der beiden übrigen ergeben sich 5 x 5 x 12 = 300 Reizkombinationen. Die Kombinationen sind aus dem nachfolgenden Schema ersichtlich:

Schema des Versuchsplanes:

I1 I2 I3 I4 I5 I6 I7 I8 I9 I10 I11 I12

1. Oktave 55-110 Hz	1H	N=6
	2H	N=6
	3H	N=6
	4H	N=6
	5H	N=6
2. Oktave 110-220 Hz	1H	N=6
	2H	N=6
	3H	N=7
	4H	N=7
	5H	N=6
3. Oktave 220-440 Hz	1H	N=7
	2H	N=5
	3H	N=5
	4H	N=6
	5H	N=6
4. Oktave 440-880 Hz	1H	N=6
	2H	N=7
	3H	N=6
	4H	N=6
	5H	N=6
5. Oktave 880-1760 Hz	1H	N=6
	2H	N=6
	3H	N=7
	4H	N=5
	5H	N=7

1H-5H: Anzahl der Harmonischen
I1-I12: Intervalle 1-12
N: Anzahl der Versuchspersonen

Der Versuchsplan war als dreifaktorielle Varianzanalyse mit Meßwiederholung auf dem Intervallfaktor angelegt. Jede Gruppe von N = 5 - 7 Vpn, die einer der 5 x 5 = 25 Kombinationen Oktave x Anzahl der Harmonischen zugeordnet war, wurde mit allen 12 Intervallen konfrontiert. Die Abfolge der Darbietung der Intervalle war systematisch nach dem Schema : 1, n-1, 2, n-2 ,3 .... permutiert, so daß mögliche Reihenfolgeeffekte kontrolliert waren. Die Abfolge der fünf Oktavbedingungen und die Abfolge der fünf Stufen der Variablen 'Anzahl der Harmonischen' wurde ebenfalls systematisch permutiert.

Erzeugung der akustischen Bedingungen:
Die verschiedenen Klangfunktionen wurden mittels der inversen Fouriertransformation rechnerisch erzeugt und von einem Tonbandgerät aufgezeichnet (Revox A 77). Abb. 35 zeigt beispielhaft eine Schwingung über eine Periode, die fünf Partialtöne enthält. Die Partialtöne weisen sowohl gleiche relative Amplituden als auch gleiche Phasenlage zueinander auf. In den vom Versuchsplan vorgegebenen Intervallbedingungen wurden die einzelnen Klänge mit einem Pegelverhältnis von 1:1 gemischt und auf Tonträger gespeichert.

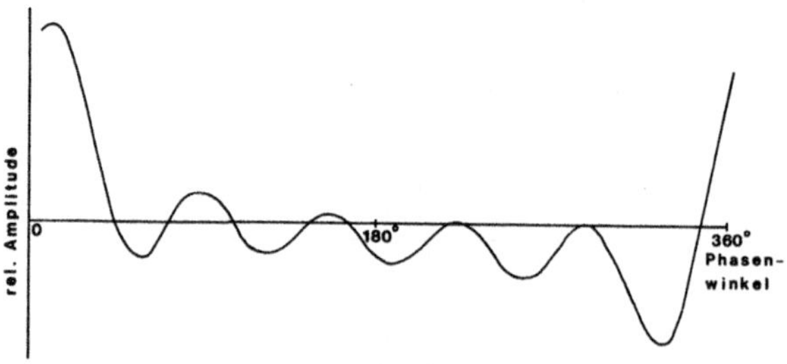

Abb. 35: Zeit-Amplitudendiagramm einer Schwingung mit 5 Partialtönen.

Versuchsanordnung:
Die für jeweils eine der unabhängigen Gruppen auf Tonband gespeicherten Intervallabfolgen wurden den Vpn beidohrig über Stereokopfhörer (Sennheiser Hd 414 X) vorgespielt. Die Vpn konnten durch kontinuierliche Betätigung eines Drucktasters den Schalldruckpegel der Reize einstellen. In Abhängigkeit von der Hebeldruckrate sank der Pegel bis auf einen Minimalwert von 40 dB oder einen Maximalwert von 93 dB. Die Abb. 36 zeigt die Beziehung zwischen Hebeldruckrate und Schalldruckpegel (*, **; S. 101).

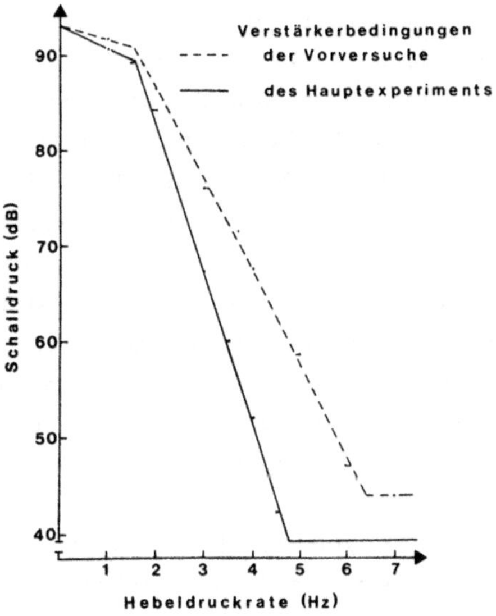

Abb. 36: Beziehung zwischen der Hebeldruckrate in Hz und dem an den Kopfhörern eingestellten Schalldruckpegel in dB.

Die Regelung des Schalldruckpegels wurde von einem Mikroprozessorsystem (Typ IM 6100, Intersil) vorgenommen. Abb. 37 zeigt ein Schema der Steuerelektronik.

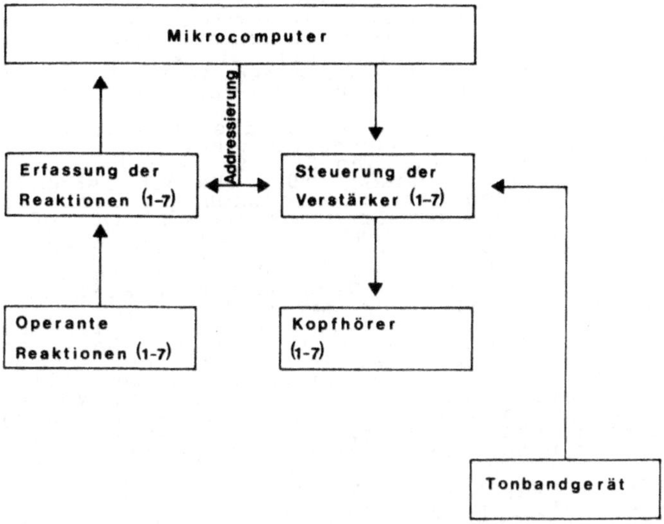

Abb. 37: Schema der Versuchsanordnung

Der Mikroprozessor ermittelte die Reaktionsrate jeder der maximal acht Versuchspersonen, erfaßt über einen Zeitmultiplexer und einen nachfolgenden Analog-Digitalwandler, in einem Zeitintervall von neun Sekunden und ordnete jeder individuellen Reaktionsrate einen bestimmten Schalldruckpegelwert entsprechend der Funktion in Abb. 37 zu. Alle neun Sekunden wurde somit der Vp über Analogwertspeicher (S/H) und steuerbare Verstärker der Intensitätspegel geboten, der der vorausgegangenen Reaktionsrate entsprach. Abb. 38. zeigt ein Photo der Versuchsanordnung. Zur elektronischen Überwachung der Funktionstüchtigkeit der Anlage dient ein Oszilloskop (links). Der steuernde Mikroprozessor mit seinen Interfaceschaltungen und den Stromversorgungen befindet sich rechts daneben. Rechts im Bild befindet sich das Tonbandgerät und Meßgeräte. Die Versuchsplätze im Experimentierraum sind durch Trennwände abgeteilt (Abb. 39). Der Drucktaster ist in der Mitte des Tisches angebracht, so daß er sowohl von Links- als auch von Rechtshändern betätigt werden kann.

*, S.99) In Vorversuchen mit N=18 Vpn wurde eine Verstärkerfunktion erprobt, bei der die Vpn einen höheren motorischen Aufwand zu treiben hatten, um den Schalldruckpegel zu erniedrigen. Manche Vpn gaben an, die ihnen angenehme Lautstärke nicht bequem einstellen zu können. Die Verstärkerfunktion (Abb. 36) wurde daraufhin so kalibriert, daß eine Titration über einen Zeitraum bis zu 20 Minuten ohne besondere Anstrengung für die Vpn möglich war.

**, S.99) Es ist zwischen dem Schalldruckpegel als physikalischer Größe (dB) und der Lautstärke als hörpsychologischer Größe (Phon) zu unterscheiden. Die frequenzabhängigen Kurven gleicher Lautstärke nach Din 45630 (Fletcher & Munson, 1933) heißen Isophone. Sie stellen eine Schar von Kurven dar, die je nach Startwert bei 20 Hz unterschiedlich steil über den Frequenzbereich hin abfallen. Die Hörschwellenkurve mit einem Startwert von ca. 70 dB bei 20 Hz sinkt bis ca. 4 kHz am stärksten ab. Isophone mit höheren Startwerten verlaufen wesentlich flacher. (Im Frequenzbereich von 400 - 8000 Hz, dem Frequenzbereich der Neugeborenenvokalisation, verlaufen aber alle Isophone weitgehend parallel zueinander und zeigen auch nur noch geringe dB-Abweichungen von einem linearen Verlauf). Um eine Schalldruckpegelmessung im Sinne der Lautstärkewahrnehmung vornehmen zu können, ist es üblich, den Schalldruckpegel frequenzabhängig durch Filterung zu gewichten. Allgemein üblich ist die 'A'-Gewichtung, die approximativ vom Verlauf der menschlichen Hörschwelle ausgeht. Die Eichung der Anordnung in dB und nicht in dB(A) geschah deshalb, weil in diesem Experiment die Grundfrequenz als besonders interessierende, unabhängige Variable verwendet wurde. Dadurch wurde erreicht, daß alle Reize, unabhängig von ihrer Grundfrequenz, den gleichen Schalldruckpegel aufwiesen. Der Schalldruckpegel an den Kopfhörern wurde mit einem Schalldruckpegelmeßgerät vom Typ "Reten electronic 00024" gemessen. Der mit diesem Gerät gemessene Schalldruckpegel stimmte mit dem Brüel & Kjaer Schalldruckpegelmeßgerät Typ 2203 mit künstlichem Ohradapter Typ 4153 überein, wenn direkt an der Membran gemessen wurde.

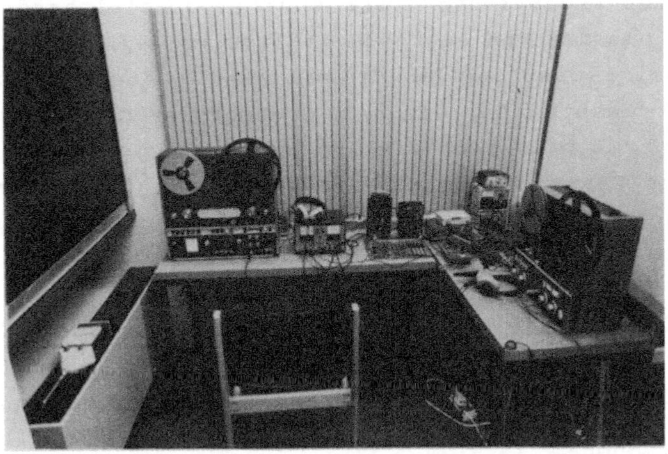

Abb. 38: Abbildung der Versuchsanordnung

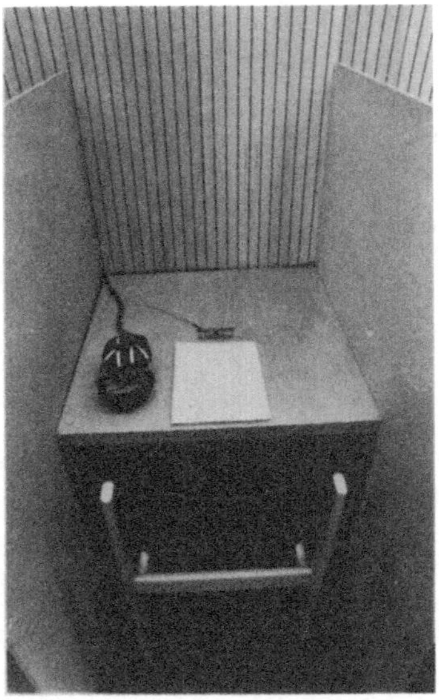

Abb. 39: Abbildung eines Versuchsplatzes

Versuchsdurchführung:
Zu Beginn des Experiments wurde vom Versuchsleiter die Versuchsanweisung, die den Vpn auch schriftlich vorlag, vorgelesen (siehe Anhang). Bei Bedarf wurden Fragen zum Versuchsablauf vom Versuchsleiter beantwortet. In einer nachfolgenden Übungsphase von drei Minuten machten sich die Vpn mit der Apparatur vertraut. Als akustisches Testsignal diente dabei ein Rechtecksignal von 440 Hz. Wenn erforderlich, demonstrierte der Versuchsleiter der Versuchsperson die Möglichkeit, den Schalldruckpegel kontrollieren zu können. Nach der Übungsphase wurden die 12 experimentellen Reize geboten. Jede Reizdarbietung dauerte 95 Sekunden. Die Durchgänge waren durch ein fünf Sekunden andauerndes Pausensignal (pulsierender Sinuston von 440 Hz) voneinander getrennt.

Versuchspersonen:
Am Experiment nahmen 153 männliche und weibliche Medizinstudenten im vorklinischen Studienabschnitt teil, die ein medizinpsychologisches Blockpraktikum absolvierten. Sie wurden nach Maßgabe des Versuchsplanes den 25 Kombinationen: 'Oktave x Anzahl der Harmonischen' zugeordnet.

Auswertung:
Als abhängige Variable wurde für jede Vp die Reaktionshäufigkeit bei den 12 Intervallbedingungen gewertet. Sie wurde mit einer dreifaktoriellen Varianzanalyse mit Meßwiederholung auf einem Faktor ausgewertet (Winer, 1971). Ein Maß für die Zuverlässigkeit der Messung nach Spearman-Brown wurde durch den Vergleich von inter- und intraindividueller Varianz anhand der Varianzanalyse geschätzt (Winer, 1971).

3.3.3 Ergebnisse

Die Varianzanalyse ergab einen signifikanten Effekt der Oktavbedingung ($F(4,129) = 10.2$; $p \leq 0.001$) und einen signifikanten Effekt der Intervallbedingung ($F(11,1419) = 3.4$; $p \leq 0.001$). In Abb. 40 sind die mittleren Schalldruckpegel in Abhängigkeit von den Intervall- und den Oktavbedingungen dargestellt. Die Graphik zeigt, daß ein deutlicher Abfall der eingestellten Schalldruckpegel von der ersten bis zur fünften Oktave erfolgt. Von einem mittleren Schalldruckpegelniveau von 87 dB bei der ersten Oktave (Tabelle 1) erniedrigt sich der Wert auf 58.6 dB bei der fünften

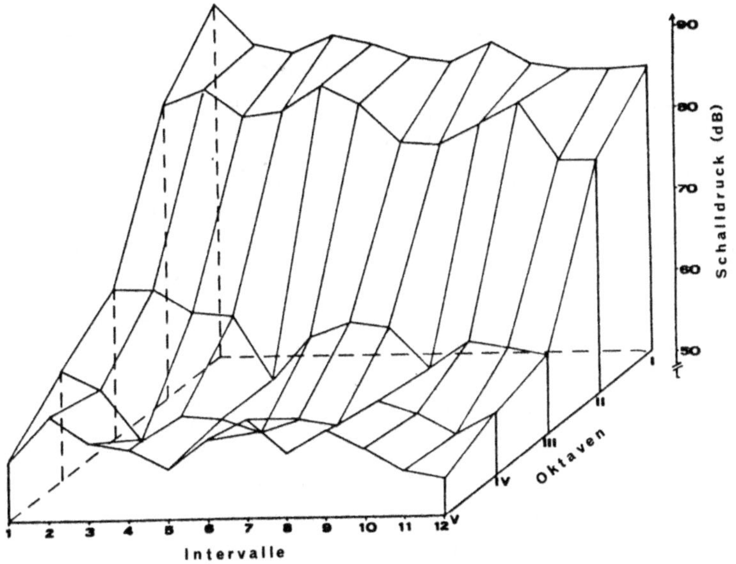

Abb. 40: Akzeptierte Schalldruckpegel als Funktion der Intervall- und Oktavbedingung.

Oktave. Der Abfall ist mit einer Differenz von 21 dB zwischen der zweiten und der dritten Oktave besonders ausgeprägt. Tab. 6 stellt die mittleren Schalldruckpegel für die fünf Oktaven zusammen:

1.Oktave	(Grundton: 55 Hz):	87.0 dB
2.Oktave	(Grundton: 110 Hz):	83.7 dB
3.Oktave	(Grundton: 220 Hz):	62.8 dB
4.Oktave	(Grundton: 440 Hz):	57.7 dB
5.Oktave	(Grundton: 880 Hz):	58.6 dB

Tab. 6: Mittlere Schalldruckpegel für die fünf Oktavbedingungen

Den Effekt der Intervallbedingung erkennt man, wenn man den Trend der Schalldruckpegel über die Intervallbedingung verfolgt. Insgesamt ergibt sich ein Abfall des tolerierten Schalldruckpegels von links nach rechts.

Die varianzanalytische Reliabilitätsschätzung ergab für die 12 Einzelmessungen pro Vp einen Wert von $r = 0.79$ und für den Mittelwert der 12 Einzelmessungen einen Wert von $r = 0.987$.

3.3.4 Diskussion

Die Untersuchung diente dazu, festzustellen, ob die Methode der operanten Titration in der von uns weiterentwickelten Form geeignet ist, die unterschiedliche Aversivität artifizieller akustischer Reize reliabel zu messen. Die drei experimentell untersuchten unabhängigen Variablen spielen in der Psychophysik akustischer Reize eine wesentliche Rolle und können als Dimensionen angesehen werden, in denen sich auch die harmonischen Strukturen von Neugeborenenvokalisationen voneinander unterscheiden. Für zwei dieser Variablen (Oktav- und Intervallbedingung) konnten deutliche statistische Effekte gesichert werden.

Bei den tiefen Oktaven (I, II) wurden weit höhere Schalldruckpegel akzeptiert als bei den drei folgenden Oktaven. Dieser Frequenzeffekt steht in seinem Verlauf in Einklang mit den von Molino (1974a, b) berichteten Befunden und denjenigen einiger anderer Autoren (Singer & Young, 1941; Berlyne et al. 1967; Vitz, 1972; Pollack, 1952; Rintelmann & Carhart, 1964; Ventry et al., 1971). Molino (1974b) weist auf die Übereinstimmung des Frequenzverlaufes der Aversionsschwelle mit den Konturen gleicher Lautstärke (Isophone) hin. Lautstärkewahrnehmung und Wahrnehmung der Aversivität eines akustischen Reizes scheinen demnach in einer engen Beziehung zueinander zu stehen.

Das mittlere Niveau der titrierten Schalldruckpegel liegt allerdings deutlich unter den von Molino (1974a, b) angegebenen Werten. Sie sind eher mit den audiometrisch ermittelten Toleranzwerten (Pollack, 1952; Rintelmann & Carhart, 1964; Ventry et al., 1971) vergleichbar. Der Grund liegt vermutlich in methodischen Differenzen zu Molinos Technik begründet. Bei den audiometrischen Verfahren ist die Einstellung der tolerierten Lautstärke ohne größeren motorischen Aufwand möglich. Auch bei dem in diesem Experiment verwendeten Verfahren machte es den Vpn ebenfalls keine Mühe, eine Erniedrigung der Lautstärke zu erzielen. Bei Molinos Technik mußten die Vpn eine Hebeldruckfrequenz von 5 Hz überschreiten, um eine Erniedrigung der Schallintensität um 1 dB zu erzielen und benötigten eine Hebeldruckfrequenz von 3 Hz, um einen gegebenen Schalldruckpegel aufrechtzuerhalten (Molino, 1974a). Die Kontingenzen zwischen Reaktion und Verstärkung sind somit verschieden von dem in diesem Experiment verwendeten Verstärkungsschema (und dem der Békésy-Audiometrie). Zur Aufklärung der Beziehungen zwischen unterschiedlichen Verstärkungsbedingungen und der Aversionsschwelle wären weitere parametrische Untersuchungen notwendig.

Der signifikante Effekt der Intervallbedingung kann nicht ohne weiteres im Rahmen bekannter Befunde interpretiert werden. Er besagt, daß Intervalle, die einen geringen Frequenzabstand zueinander haben, auf einem höheren Lautstärkeniveau akzeptiert werden als Intervalle, die einen größeren Abstand zueinander haben. Nach den Untersuchungen von Plomp & Levelt (1965) werden Intervalle, die einen niedrigen Grundfrequenzabstand zueinander haben, bevorzugt als dissonant beurteilt. Die kategoriale Beurteilung eines Reizmerkmales (konsonant versus dissonant) sagt offenbar noch nichts darüber aus, ob das eine Merkmal unter bestimmten Bedingungen gegenüber dem anderen auch emotional bevorzugt wird. Es ist denkbar, daß die Zeitdauer der Reizdarbietung (95 Sek.) die konsonanten Klänge als monoton erscheinen ließ und sie dadurch eine geringere Attraktivität dieser gegenüber den interessanter wirkenden dissonanten Klängen bewirkte.

Als Arbeitshypothese zur Erklärung des Intervalleffektes wird deshalb die Wirkung einer subjektiven Dimension der Reizmonotonie postuliert, die semantisch durch das Gegensatzpaar 'interessant - langweilig' beschrieben werden kann. Denkbar ist, daß der Grad der Interessantheit davon abhängt, wie erwartet oder unerwartet das Auftreten eines bestimmten Reizmerkmales für den Zuhörer ist. Zu den akustischen Faktoren, die mehr oder weniger ein Moment der Überraschung für den Zuhörer enthalten können, gehören, wie die Erfahrung mit musikalischen Tonfolgen lehrt, Variablen wie die Variation der Tonhöhe, der Lautstärke oder des Rhythmus, um einige zu nennen.

Abschließend kann festgestellt werden, daß die in diesem Experiment entwickelte Technik der Aversionsschwellenbestimmung eine hinreichende Zuverlässigkeit und Empfindlichkeit besitzt, um für die beabsichtigten Zwecke der Messung der Aversivität der Vokalisation Neugeborener verwendbar zu sein. Da der tolerierte Schalldruckpegel offenbar in einer direkten und quantitativen Beziehung zum theoretischen Konstrukt der Aversivität eines akustischen Reizes steht, vermeidet dieses Maß die Nachteile, die für peripherphysiologische und subjektive Maße erkannt wurden.

Aus den praktischen Erfahrungen, die in diesem Experiment gesammelt wurden, wurden eine Reihe methodischer Verbesserungen für die künftigen Experimente abgeleitet. Dazu gehören Verbesserungen der Steuerelektronik, um den Rechner von bestimmten Aufgaben zu entlasten, die mit der Erfassung der Reaktionsrate verbunden waren. Unbefriedigend erschien die Tatsache, daß manche Versuchspersonen, vor allem bei niedrigen Frequenzen, einen Schalldruckpegel in der Nähe von 93 dB ertrugen und in ihren Reaktionen keinerlei Differenzierung erkennen ließen. Deshalb wurde für die folgenden Experimente der maximale Schalldruckpegel auf 105 dB erhöht, um auch für Versuchspersonen mit einer hohen Toleranzgrenze eine Variationsmöglichkeit ihres Reaktionsniveaus nach oben zu schaffen. Für die Kalibrierung des Schalldruckpegels wurde zukünftig auch nicht mehr die dB-Skala gewählt, sondern die in der Psychoakustik allgemein gebräuchliche dB(A)-Skala, die für die Neugeborenenvokalisation zu gleichen Meßergebnissen führt. Auch wurde das Pausenintervall zwischen zwei Reizdarbietungen von fünf auf zehn Sek. verlängert, um dem Versuchsleiter ausreichend Gelegenheit zu geben, zwischen den Reizdarbietungen gewisse Einstellungen am Steuercomputer vornehmen zu können. Manche Versuchspersonen berichteten, daß es bei ihnen zu motorischen Ermüdungserscheinungen gekommen sei. Obwohl dies für die Mehrheit der Versuchspersonen nicht zutraf, wie nachträgliche Analysen des Zeitverlaufes der operanten Reaktionen ergaben, sollte dieser Einwand dennoch für künftige Versuche berücksichtigt werden, denn für diese waren z.T.längere Versuchsitzungen als bei Experiment I vorgesehen.

3.3.5 Zusammenfassung und Schlußfolgerung

Das Experiment I erbrachte in Abhängigkeit von den drei geprüften experimentellen Bedingungen folgende Ergebnisse:

1. Variation der Grundfrequenz
Die Variation der Grundfrequenz über einen 5-Oktaven Bereich (55-880 Hz bewirkte einen Abfall der Aversionsschwelle um ca. 29 dB von durchschnittlich 87 dB auf einen asymptotischen Wert von ca. 58 dB. Die Form dieses Frequenzverlaufes ist konsistent mit Angaben anderer Autoren und der Annahme eines korrelativen Zusam-

menhanges mit Verläufen gleicher Lautstärke.

2. Variation der spektralen Zusammensetzung
Die fünfstufige Variation der spektralen Zusammensetzung durch Erhöhung der Anzahl der Harmonischen hatte keinen differentiellen Einfluß auf die Aversionsschwelle.

3. Variation der Intervalle
Die zwölfstufige Variation der Intervalle innerhalb einer Oktave erbrachte den Effekt, daß kleine Intervalle auf einem höheren Schalldruckpegelniveau toleriert wurden als größere Intervalle. Auf der Basis konsonanztheoretischer Überlegungen ist dieser Effekt nicht vorhersagbar gewesen. Der Effekt beruht möglicherweise auf einer Divergenz von kategorialer Beurteilung und emotionalen Bewertungen der Konsonanz-Dissonanzdimension akustischer Reize. Als Arbeitshypothese wird die Existenz eines Monotoniefaktors angenommen, der von bestimmten akustischen Reizmerkmalen abhängt und in einem funktionalen Zusammenhang mit der Aversivität akustischer Reize steht. Die varianzanalytische Messung der Reliabilität des Verfahrens zeigte eine hohe mittlere Zuverlässigkeit an. Aufgrund der gewonnenen Erfahrungen wurden für künftige Experimente bestimmte methodische Verbesserungsmöglichkeiten erkannt.

3.4 Experiment II: Die Messung der Aversivität von Neugeborenenschreien bei zwei verschiedenen Signaltypen und unterschiedlichen Frequenzbedingungen (*)

Im folgenden Experiment wird die operante Titrationstechnik auf die Messung der Aversionsschwellen gegenüber sechs ausgewählten Neugeborenenschreien angewendet. Drei der hierbei untersuchten Fragestellungen gehören zur Kategorie reizspezifischer Beziehungen zwischen Sender und Empfänger (Fragestellungen 1 - 3). Mit der vierten Fragestellung wird die Kategorie zustandsspezifischer Variablen angesprochen.

Dem geschilderten Experiment gingen Vorversuche voraus, die hier nicht beschrieben werden, da sie zu vergleichbaren Ergebnissen führten.

3.4.1 Einführung

Vier Fragestellungen sollen durch das folgende Experiment beantwortet werden:

1. Wie hoch sind die Aversionsschwellen bei typischen Neugeborenenschreien ?
2. Hängt die Aversionsschwelle nur von den stationären spektralen Eigenschaften der Schreie ab oder sind auch nicht-stationäre Merkmale wichtig ?
3. Hat die spektrale Energieverteilung eines Schreies Einfluß auf die Aversionsschwelle ?
4. Unterscheiden sich die Aversionsschwellen von Männern gegenüber denjenigen von Frauen ?

Zur Beantwortung der ersten Fragestellung wurden die bereits in Kap. 2.2.2 ('Spektralanalysen mit der schnellen Fouriertransformation (FFT)') beschriebenden Vokalisationen Nr. 1 bis 6 verwendet. In erster Linie ging es bei diesem Teilproblem darum, einen mittleren Erfahrungswert für die Aversionsschwelle bei typischen Schreien zu gewinnen. Darüber hinaus war es interessant, festzustellen, ob sich trotz der Homogenität der ausgewählten Schreie nicht auch Unterschiede in der operanten Wirksamkeit zwischen den Schreien feststellen lassen.

*) Das Experiment wurde im Rahmen der Diplomarbeit von Frau B. Dahmen am Inst. für Med. Psychologie der Uni. Düsseldorf durchgeführt.

Die zweite Fragestellung geht von der Hypothese aus, daß die Aversivität eines Schreies nur von seinem Schalldruckpegelverlauf und von seinem stationären Spektrum abhängt. Diese Faktoren sind für die psychoakustische Wirkung von Reizen nicht-biologischen Ursprunges wie Maschinenlärm, Umweltgeräuschen und sonstigen Lärmquellen von ausschlaggebender Bedeutung (s. Kryter, 1971). Diese Hypothese steht in einem Zusammenhang mit der von Murray (1979) diskutierten 'Egoismus'-Hypothese. Ostwald (1963, 1972, 1973) ist der Meinung, daß der Säuglingsschrei primär Lärmeigenschaften hat, die den Zuhörer dazu veranlassen, durch Zuwendung oder Abwendung den Lärm zu vermeiden. Wie in Kap. 1.3 ('Die Kommunikationsebenen zwischen dem Kind und seiner sozialen Umwelt') kritisch bemerkt wird, fehlt es bisher an empirischen Grundlagen, um die weitreichenden theoretischen Entscheidungen fällen zu können, die Murray (1979) mit ihrer Gegenüberstellung von 'Altruismus' versus 'Egoismus' bei der Bewertung von Säuglingsschreien anstrebt.

Vereinfachend kann man die Annahme Ostwalds als 'Lärmhypothese' bezeichnen. Um sie zu überprüfen, wurden Kontrollsignale benötigt, die 'Lärmeigenschaften' haben, die mit denen der Testschreie vergleichbar sind. Dazu sollten sie zwei Anforderungen erfüllen:

1. Ihre Amplitudenänderung (Hüllkurve) sollte in Abhängigkeit von der Zeit der Amplitudenänderung der Testschreie entsprechen. Treten im Experiment differentielle Effekte zwischen den beiden Reizklassen auf, kann ein unterschiedlicher Verlauf der Lautstärke als Ursache ausgeschlossen werden.
2. Ihre mittlere spektrale Zusammensetzung sollte der mittleren spektralen Zusammensetzung der Testschreie entsprechen. Um auszuschließen, daß Unterschiede in der Aversivität der beiden Reizklassen durch Unterschiede in der mittleren spektralen Zusammensetzung verursacht werden, wurde zu jedem Testreiz ein Kontrollreiz durch Fouriersynthese erzeugt, der diesem im mittleren Spektrum entsprach.

Der Unterschied zwischen den beiden Reizklassen besteht darin, daß sich die natürlichen Schreie nicht-stationär verhalten, wie in Kap. 2.2 ('Akustische Analysen') veranschaulicht wurde, die artifiziellen aber rein stationär sind. Ihr synthetischer Ursprung ist deshalb auch sofort vom Zuhörer zu erkennen. Werden

Unterschiede in der Wirkung zwischen den beiden Reizklassen beobachtet, hängen diese dann nicht von den stationären spektralen Merkmalen und dem daraus resultierenden Klangeindruck ab, sondern kommen durch die Wirkung der nicht-stationären Faktoren zustande. Unterscheiden sich die Wirkungen der beiden Reizklassen im Experiment nicht voneinander, reicht zur Erklärung der aversiven Wirkung von Neugeborenenschreien eine einfache 'Lärmhypothese' aus. Dies würde das psychoakustische Verständnis dieser Signale sehr vereinfachen, da es zum Problem der Wirkung von Lärm auf den Menschen eine sehr umfangreiche Literatur gibt (s. Kryter, 1971).

Die dritte Fragestellung sollte durch zusätzliche Erzeugung hochfrequenter und niederfrequenter Versionen der Reize durch Filterung untersucht werden. In Kap. 2.1.3 ('Spektrale Merkmalsanalysen') wurde erläutert, daß Verlagerungen der spektralen Energieverteilung nach Auffassung von Truby & Lind (1965) durch Änderung der Resonanzeigenschaften als Hyperphonation (I) in Erscheinung treten können. Dieser Effekt sollte durch die Herausfilterung niederfreqenter Signalanteile nachgebildet werden. Komplementär dazu wurden als Kontrollmaßnahme die höherfrequenten Anteile bei einer zweiten Reizklasse ebenfalls gefiltert. Diese gefilterten Versionen konnten dann in ihrer Wirkung mit ungefilterten Reizen verglichen werden. Die Grenzfrequenz für die Filterungen lag bei 1200 Hz, da dieser Frequenzwert den Median der spektralen Energieverteilung der analysierten Schreie bildet.

Bei der vierten Fragestellung geht es darum, zu untersuchen, ob Neugeborenenschreie auf Männer eine andere Wirkung ausüben als auf Frauen. Zeskind & Lester (1978) berichten, daß Frauen die Schmerzschreie von Neugeborenen mit höheren Einschätzungen ihrer subjektiven Erregung beantworteten als Männer. Aus dieser Beobachtung kann man den Schluß ziehen, daß Frauen eine andere emotionale Wahrnehmung kindlichen Schreisignalen gegenüber besitzen. Dies könnte sich auch in einer unterschiedlichen akustischen Aversionsschwelle gegenüber Säuglingsschreien äußern. Durch quasiexperimentelle Aufteilung der Versuchspersonen nach ihrer Geschlechtszugehörigkeit kann in diesem Experiment leicht geprüft werden, ob sich differentielle Antworttendenzen der Geschlechter mit dem gegebenen objektiven Verfahren nachweisen lassen.

3.4.2 Methode

Versuchsplan:
Das Experiment war als vierfaktorieller varianzanalytischer Versuchsplan mit zweifacher Meßwiederholung angelegt. Als Meßwiederholungsbedingungen waren die sechs Vokalisationen und die Aufteilung des Signaltypes in natürliche versus artifizielle Reize vorgesehen. Die Kombination der Frequenzbedingungen mit der Geschlechtsbedingung und den beiden Meßwiederholungsbedingungen ergab
3 (Frequenzbed.) x 2 (Geschlecht) x 6 (Vok.) x 2 (Signaltyp) = 72 verschiedene Bedingungskombinationen.

Schema des Versuchsplanes

Vokalisation:	Vok.1		Vok.2		Vok.3		Vok.4		Vok.5		Vok.6	
Signaltyp:	nat.	art.	nat.	art.	nat.	art.	nat.	art.	nat.	art.	nat.	art.
Frequenz: 1200 Hz					Männer: N=14 Frauen: N=17							
Frequenz: 1200 Hz					Männer: N=12 Frauen: N=15							
Frequenz: ungefiltert					Männer: N=15 Frauen: N=18							

Die Abfolge der Reize innerhalb der beiden Meßwiederholungsbedingungen erfolgte nach dem gleichen Permutationsschema wie im ersten Experiment. Neben den experimentellen Bedingungen wurde als Referenzreiz allen Versuchspersonen auch weißes Rauschen dargeboten. Diese Reizbedingung wurde in den Permutationsplan mit einbezogen, bei der varianzanalytischen Auswertung wurde sie aber nicht weiter berücksichtigt. Da weißes Rauschen ein Standardreiz bei psychoakustischen Untersuchungen ist, ermöglicht seine Einbeziehung einen deskriptiven Vergleich der Reaktionen auf die experimentellen Bedingungen mit den Reaktionen auf diesen Standardreiz.

Erzeugung der akustischen Bedingungen:

1. Synthese der artifiziellen Kontrollreize
Zunächst wurde das mittlere Amplitudenspektrum der sechs natürlichen Vokalisationen berechnet (s. Kap 2.2.2 'Spektralanalysen mit der schnellen Fouriertransformation (FFT)'). Dann wurden alle Harmonischen durch ihren Frequenz- und ihren Amplitudenwert fest-

gelegt. Die Amplituden und Frequenzwerte nicht stimmhafter Anteile im Spektrum wurden ebenfalls bestimmt. Von diesen Werten ausgehend wurde eine inverse Fouriertransformation gerechnet (Fouriersynthese). Dadurch wurde ein stationäres Signal erzeugt, das ein dem jeweiligen natürlichen Schrei entsprechendes stationäres Spektrum hatte und subjektiv dadurch eine ähnliche Klangfarbe aufwies. Diesem Signal wurde anschließend die zeitliche Amplitudenkontur (Hüllkurve) des entsprechenden natürlichen Signales aufmoduliert, so daß eine weitere Egalisierung in Hinsicht auf die Schwankung der Lautstärke gegeben war. Abb. 41 zeigt das Ergebnis dieser Synthese anhand des Zeit-Amplitudendiagrammes eines kurzen Ausschnittes aus einem natürlichen Schrei und seinem artifiziellen Pendant.

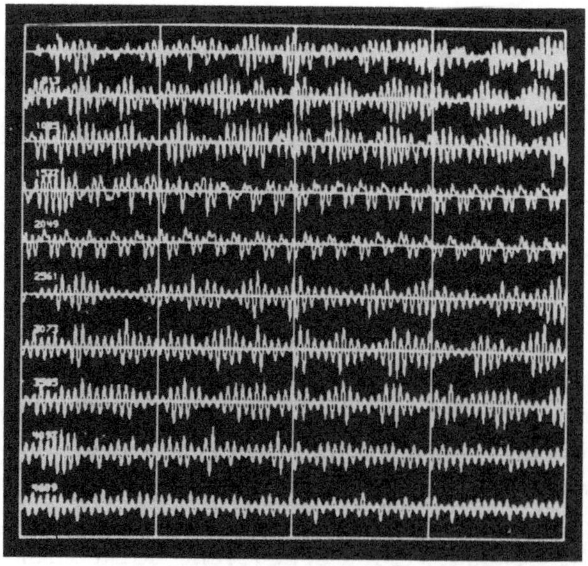

Abb. 41: Zeit-Amplituden Diagramm für ein natürliches Signal und ein artifizielles Kontrollsignal

Das natürliche Signal ist fortlaufend in der oberen Hälfte des Diagrammes (Markierungen 1 - 2560), das artifizielle Signal in der unteren Hälfte des Diagrammes geplottet. Die Übereinstimmung der Hüllkurven ist deutlich sichtbar. Der akustische Unterschied zwischen dem natürlichen, nicht-stationären, und dem artifiziellen, stationären Signal war unmittelbar hörbar, d.h. der artifizielle Reiz war sofort als artifiziell erkennbar.

2. Filterung der Signale
Die Grenzfrequenz für die Hochpaß und Tiefpaßfilterung mit Chebycheff-Charakteristik war 1200 Hz. Der Amplitudenabfall beträgt 24 dB/Oktave vom Punkt der Grenzfrequenz aus.

Versuchsanordnung:
Die Versuchsanordnung entsprach im wesentlichen der in Kap. 3.3 beschriebenen Titrationsmethode mit Ausnahme zweier Änderungen: 1. Der Rechner zählte die Anzahl der Reaktionen der Versuchspersonen innerhalb eines bestimmten Zeitintervalles nicht mehr, sondern überließ die Erfassung der Reaktionsrate einer Interface-Elektronik, die dem Analog-Digital-Wandler vorgeschaltet war. Dieses Interface wandelte die Reaktionsrate unmittelbar in einen kalibrierten Spannungswert um, den der Rechner übernahm. Diesem Maß für die Reaktionsrate der jeweiligen Vp wurde dann der entsprechende Schalldruckpegelwert bereits nach ca. 1.5 Sek. zugeordnet. Der Vorteil dieser Methode gegenüber der im ersten Experiment geübten Praxis bestand darin, daß eine gegebene Reaktionsrate unmittelbar verstärkt werden konnte, was aus lerntheoretischer Sicht wünschenswerter ist, als wenn dies erst nach einer längeren Zeit geschieht. 2. Die Verstärkungsfunktion (Abb. 42) wurde ebenfalls gegenüber dem ersten Experiment dahingehend verändert, daß es für die Vpn noch etwas leichter wurde, durch Erhöhung ihrer Reaktionsrate eine Erniedrigung des Schalldruckpegels zu erzielen.

Der maximale Schalldruckpegel wurde mit 105 dB(A) (*) festgelegt.

Versuchsdurchführung:
Die Versuchsdurchführung entsprach weitgehend dem ersten Experiment. Die Instruktion (siehe Anhang) unterscheidet sich nur in einigen Details von der vorhergehenden Instruktion. Statt 95 Sekunden dauert die Darbietung eines Reizes nur 90 Sekunden. Die Dauer des Pausensignales wurde von 5 auf 10 Sekunden erhöht. Während der dreiminütigen Übungsphase wurde statt eines Rechtecksignales ein Sinuston verwendet.

Versuchspersonen
Am Experiment nahmen N = 91 männliche (N = 41) und weibliche (N = 50) Studenten (Nicht-Eltern) unterschiedlicher Fachrichtun-

*) Die Eichung der Skala geschieht in diesem Experiment nicht mehr in dB(lin.) sondern in db(A) (siehe Kap. 3.3 'Experiment I').

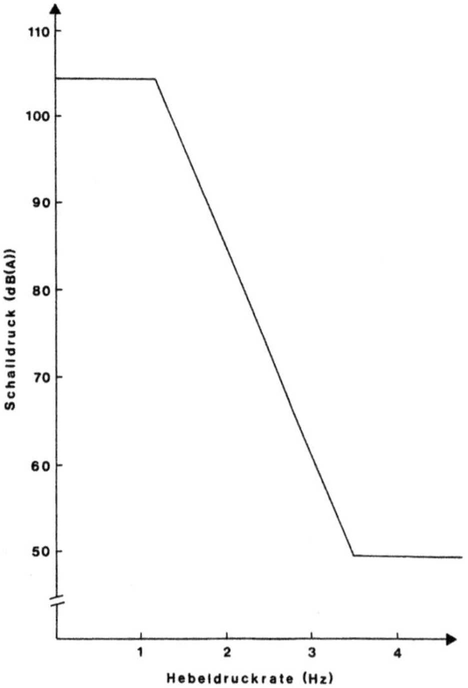

Abb. 42: Beziehung zwischen Hebeldrückrate und dem an den Kopfhörern eingestellten Schalldruck in dB(A).

gen teil. Die drei unabhängigen Gruppen wurden so besetzt, daß die beiden Geschlechter in ihnen anteilig vertreten waren. Ihr durchschnittliches Alter betrug 22.5 Jahre. Die Vpn wurden in Vorlesungen angeworben und bekamen für ihre Teilnahme am Experiment DM 10,--.

Auswertung:
Als Rohdaten für die varianzanalytische Auswertung wurden die im Steuercomputer gespeicherten Reaktionswerte betrachtet, die die einzelnen Vpn bei den 90 Sekunden dauernden Darbietungen der 6 x 2 = 12 Reize erzielten. Die Analyse wurde nach Winer (1971) gerechnet. Im Anschluß an die Varianzanalyse wurden Mittelwertsvergleiche mit dem Tukey HSD-Test (Kirk, 1968) gerechnet, um Differenzen zwischen einzelnen experimentellen Bedingungen auszuwerten.

3.4.3 Ergebnisse

Die Varianzanalyse zeigte signifikante Unterschiede für die drei experimentellen Variablen an: Sowohl die sechs Vokalisationsbedingungen ($F(5,425) = 4.4$; $p \leq 0.001$) als auch die beiden Signaltypen ($F(1,85) = 81.7$; $p \leq 0.001$) als auch die drei Frequenzbedingungen ($F(2,85) = 7.0$; $p \leq 0.001$) unterscheiden sich voneinander. Die beiden Geschlechter differieren nicht signifikant. Abb. 43 zeigt die mittleren tolerierten Schalldruckpegelwerte für die natürlichen und die artifiziellen Vokalisationen.

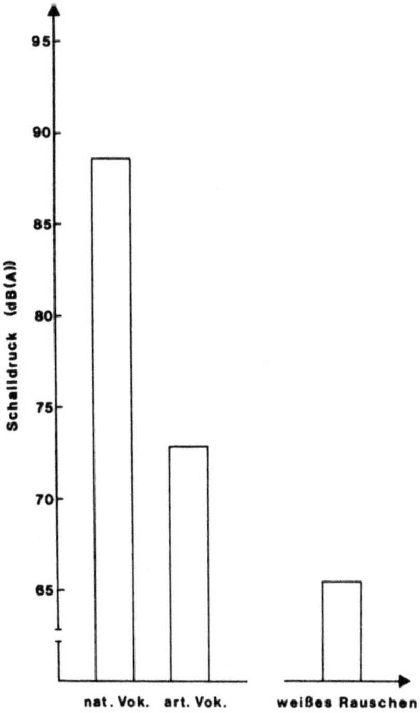

Abb. 43: Schalldruckpegel in dB(A) für die natürlichen und artifiziellen Vokalisationen.

Die Differenz zwischen dem durchschnittlichen Pegel für die artifiziellen gegenüber den höher tolerierten natürlichen Reizen beträgt 15.9 db(A). Die natürlichen Vokalisationen wurden auf einem mittleren Niveau von 89.4 dB(A) akzeptiert. Zum Vergleich ist noch die durchschnittliche Aversionsschwelle beim weißen Rauschen eingezeichnet. Sie stellt mit ca. 65 db(A) den Minimalwert dar. Zur Beantwortung der Frage, ob sich bei den natürlichen, ungefilterten Vokalisationen differentielle Wirkungen finden lassen, wurden die Differenzen ihrer Pegelwerte paarweise berechnet und mit dem Tukey-HSD Test geprüft. Tab. 7 stellt die Paarvergleiche zusammen.

	Vok.1	Vok.2	Vok.3	Vok.4	Vok.5	Vok.6	dB(A)
Vok.1		2.7*	4.2**	0.4	2.4	3.2**	87.2
Vok.2			1.5	2.3	0.3	0.5	89.9
Vok.3				3.8*	1.7	1.0	91.4
Vok.4					2.0	2.7*	87.6
Vok.5						0.7	89.6
Vok.6							90.3

*: alpha = 0.05; **: alpha = 0.01

Tab. 7: Paarvergleiche der Schalldruckpegel der natürlichen, ungefilterten Vokalisationen

Die 'Honestly Significance Difference' wird nach der Beziehung

$$\text{HSD} = q(\text{alpha}, k, \text{FG-Fehler}) \times \sqrt{(\text{MAQ-Fehler}/N)}$$ gerechnet.

Das q(alpha,k,FG-Fehler) ist die 'studentized range statistic' bei einem gegebenen alpha, k = 6 Vergleichsreizen und der Anzahl der Freiheitsgrade für den entsprechenden Fehler in der Varianzanalyse. Das mittlere Abweichungsquadrat des Fehlers (MAQ) wird ebenfalls der Varianzanalyse entnommen. Für ein alpha-Risiko von 0.05 und 0.01 betragen die entsprechenden HSD-Werte 2.5 und 2.94 db(A).

Abb. 44 zeigt die graphische Darstellung des Frequenzeffektes für die beiden Signaltypen. Der Frequenzhaupteffekt besagt, daß sich die mittleren Pegel innerhalb der Frequenzdimension unterscheiden.Die Signifikanz des Effektes geht vor allem auf die hohe Toleranz der Vpn gegenüber den tiefpaßgefilterten Reizen zurück. Die ungefilterten und die hochpaßgefilterten Reize unterscheiden sich ihrer Wirkung nur wenig voneinander.

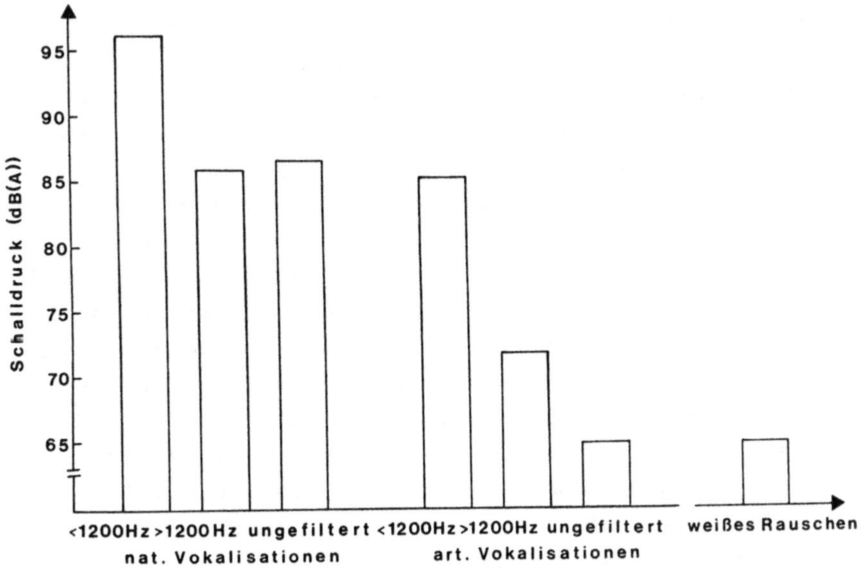

Abb. 44: Schalldruckpegel in db(A) für die drei Frequenzbedingungen der natürlichen und der artifiziellen Vokalisationen.

3.4.4 Diskussion

Alle experimentellen Bedingungen erwiesen sich als wirksame Einflußgrößen. Die quasiexperimentelle Aufteilung der Versuchspersonen nach ihrer Geschlechtszugehörigkeit hatte keinen Effekt.

Die natürlichen, ungefilterten Vokalisationen wurden auf dem erstaunlich hohen Schalldruckpegelniveau von fast 87 db(A) akzeptiert. Die tiefpaßgefilterten Signale erreichten sogar einen Wert von ca. 96 dB(A). Solche Werte entsprechen sehr lautem Straßenverkehr oder Maschinenlärm. Bei diesem hohen Wert erweist sich die Anhebung des maximalen Schalldruckpegels auf 105 db(A) im Vergleich zum ersten Experiment als vorteilhaft.

Die artifiziellen Vokalisationen wurden mit ca. 74 db(A) im Durchschnitt bei einem erheblich verringerten Schalldruck toleriert, der etwa normalem Straßenverkehr entspricht (Abb. 43). Dieser Wert liegt über der Aversionsschwelle beim Standardreiz 'weißes Rauschen' (ca. 65 db(A)). Der Unterschied zum 'weißen Rauschen' wird allerdings relativiert, wenn man die artifiziellen

Reize frequenzabhängig betrachtet (Abb. 44). Eine erhöhte Toleranz zeigte sich vor allem - analog zu den natürlichen Vokalisationen - bei der tiefpaßgefilterten Version, d.h. der Frequenzhaupteffekt beruht auf einer signifikant höheren Toleranz gegenüber der niederfrequenten Version bei beiden Signaltypen. Dies entspricht tendenziell dem bereits im ersten Experiment gefundenen Frequenzeffekt. Anders als im ersten Experiment sind aber hier nicht Grundfrequenzen variiert worden, sondern Energieschwerpunkte oberhalb und unterhalb eines Frequenzmedians. Eine Vergleichbarkeit in physikalischer Hinsicht ergibt sich durch die Tatsache, daß sich bei einer Veränderung der Grundfrequenz ebenfalls eine Verlagerung des Energieschwerpunktes in einen anderen Frequenzbereich ergibt. Wie die Untersuchungen von Truby & Lind (1965) zeigen, können solche Verlagerungen des Energieschwerpunktes bei der Hyperphonation durch Resonanzänderungen im Vokaltrakt (Filterung) oder Erhöhung der Grundfrequenz bewirkt werden. Durch Hochpaßfilterung wird in diesem Experiment versucht, die Hyperphonation nachzubilden. Wie die Ergebnisse zeigen, unterscheiden sich die höherfrequenten natürlichen Signale aber nur unwesentlich von den ungefilterten natürlichen Signalen. Der Frequenzeffekt beruht auf einer erhöhten Toleranz gegenüber den niederfrequenten Signalen und nicht auf einer besonderen Aversivität der höherfrequenten Signalanteile, wenn man die ungefilterten Reize als Bezugsgröße nimmt. Für eine systematische Darstellung dieses Frequenzeffektes wäre es wünschenswert, die Grundfrequenzen bei natürlichen Vokalisationen experimentell zu variieren, um den zur Filterung komplementären Aspekt der Hyperphonation durch Grundfrequenzverschiebung zu untersuchen.

Der Unterschied zwischen den beiden Signaltypen 'natürlich versus artifiziell' ist hochsignifikant. Eine einfache Hypothese, die von unspezifischen Lärmeigenschaften ausgeht, kann zur Erklärung der deutlichen Unterschiede zwischen den Aversionsschwellen bei den beiden Signaltypen nicht mehr aufrechterhalten werden. Sie stimmen - psychoakustisch gesehen - sowohl in ihrer mittleren Klangfarbe, die sich physikalisch aus dem Spektrum ergibt, als auch in ihrer Lautstärkeschwankung überein. Da sie sich so stark in ihrer operanten Wirkung voneinander unterscheiden, müssen andere Faktoren als diese für den Effekt verantwortlich sein. Der wesentliche physikalische Unterschied zwischen den Signaltypen ist der, daß die natürlichen Vokalisationen nicht-stationär sind, die artifiziellen aber rein stationäre Eigenschaften haben. Spektral gesehen, äußert sich die Nicht-Stationarität der natürlichen Vokalisationen in zeitlich kurzfristigen Änderungen in der Amplitude und Frequenz einzelner Signalkomponenten. An diesen charakteristischen Amplituden- und Frequenzmodulationen wird das Signal vom Zuhörer als biologisch erkannt. Bei den artifiziellen Signalen hingegen ist die Künstlichkeit ihres Ursprungs sofort zu erkennen. Die Tatsache des Erkennens und der kognitiven Bewertung der natürlichen Signale ist in diesem Falle nicht von der unmittelbaren Verstärkerwirkung der physikalischen Merkmale des Signales zu trennen, so daß nicht entschieden werden kann, ob die Reaktion auf die Signale stärker von ihrer Bewertung, z.B. im Sinne einer kognitiv determinierten Zuwendungsreaktion ('Altruismus'), oder von ihrer akustisch bedingten Aversivität beeinflußt wird. Um eine Trennung dieser beiden Einflußgrößen ('zustandsspezifische kognitive Reaktion' versus 'reizspezifische emotional/motivationale Reaktion') zu erreichen, müßten zustandsspezifische, die Kognition z.B. durch zusätzliche Informationen beeinflussende, und reizspezifische, die emotionale Bewertung beeinflussende Faktoren unabhängig voneinander variiert werden.

Zwischen den sechs natürlichen Vokalisationen traten ebenfalls signifikante Unterschiede auf. Eine Erklärung für diesen Effekt kann allerdings noch nicht gegeben werden, da die sechs natürlichen, ungefilterten Vokalisationen keine Realisationen einer streng experimentellen Variablen darstellen und sich in zu vielen verschiedenen Faktoren gleichzeitig voneinander unterscheiden. Die Gründe für die beobachteten Unterschiede liegen möglicherweise in nicht-stationären Merkmalen verborgen, über deren Wirkung gegenwärtig noch nichts bekannt ist.

3.4.5 Zusammenfassung

Das Experiment II sollte zeigen, ob mit der operanten Titrationsmethode vier verschiedene Fragen beantwortet werden können:

1. Wie hoch sind die Aversionsschwellen bei typischen Neugeborenenschreien?
Es ergaben sich mittlere Werte im Bereich von 87.2 - 91.4 db(A).

Zwischen einzelnen Vokalisationen konnten signifikante Unterschiede festgestellt werden.

2. Hängt die Aversionsschwelle nur von den stationären spektralen Eigenschaften der Schreie ab oder sind auch nicht-stationäre Merkmale wichtig ?
Die stärksten Effekte gingen in diesem Experiment von den Unterschieden zwischen den natürlichen und den artifiziellen Signaltypen aus. Die Frage, ob nicht-stationäre Signaleigenschaften bedeutsam sind, läßt sich deshalb eindeutig bejahen. Die nichtstationären Merkmale sind auf den biologischen Ursprung der Signale zurückzuführen und drücken sich in charakteristischen Frequenz- und Amplitudenmodulationen einzelner Signalkomponenten aus. Sie wirkten sich im Sinne einer Erhöhung der Aversionsschwelle aus, wobei unklar bleibt, ob diese Wirkung eher durch zustandsspezifische oder durch reizspezifische Prozesse oder durch Kombination beider Einflußgrößen vermittelt wurde. Eine einfache 'Lärmhypothese' zur Erklärung der Wirkung von Neugeborenenschreien kann zurückgewiesen werden, denn sie ist nicht in der Lage, die unterschiedliche Wirkung von natürlichen und artifiziellen Vokalisationen zu erklären.

3. Hat die spektrale Energieverteilung eines Schreies einen Einfluß auf die Aversionsschwelle ?
Signale mit einem Energieschwerpunkt im Bereich unterhalb der Medianfrequenz von 1200 Hz wurden auf einem höheren Schalldruckpegel toleriert als ungefilterte Signale und Signale mit einem Energiesschwerpunkt oberhalb der Medianfrequenz.
Ein Hyperphonationseffekt in dem Sinne, daß die hochpaßgefilterten Signale eine differentielle Aversivität gegenüber den ungefilterten Signalen bewirken, wurde nicht beobachtet.

4. Unterscheiden sich die Aversionsschwellen bei Männern von denen bei Frauen ?
Eine quasiexperimentelle Aufteilung der Stichprobe ergab, daß sich die Geschlechter in ihren Reaktionen gegenüber den experimentellen Signalen nicht unterscheiden.

3.5 Experiment III: Die Messung von Aversionsschwellen in Abhängigkeit von Niveau und Verlauf der Grundfrequenz, der spektralen Zusammensetzung und der Einstellung gegenüber dem Testsignal durch unterschiedliche Instruktionsbedingungen (*).

Im folgenden Experiment sollen reizspezifische Variablen in Wechselwirkung mit einer zustandsspezifischen Variablen in ihrer Wirkung auf das operante Titrationsverhalten untersucht werden. Die Erfahrungen, die in den Experimenten I und II gewonnen wurden, sollen in diesem Experiment genutzt und erweitert werden. Mit Hilfe einer Computertechnik wird ein einzelner Schrei systematisch in Hinsicht auf zwei Grundfrequenzvariablen und eine Intervallbedingung verändert. Die zustandsspezifische Variable wird durch zwei verschiedene Instruktionsbedingungen realisiert, die den Versuchspersonen bestimmte Vorinformationen über den Sender vermitteln. In einem Vorversuch wurde die Verstärkerwirkung der Variablen 'Grundfrequenzniveau' untersucht. Die Ergebnisse des nachfolgenden Experimentes III bestätigten die Ergebnisse des Vorversuches, so daß sich seine Darstellung erübrigt.

3.5.1 Einführung

Es sollen folgende Fragestellungen untersucht werden:

1. Welche Rolle spielt die Grundfrequenz?
2. Welche Rolle spielt die Einführung einer zweiten Serie von Obertönen?
3. Wie hängt die Wirkung dieser physikalischen Bedingungen mit zustandsspezifischen Faktoren, die die kognitive Wahrnehmung der Schreie beeinflussen, zusammen?

1. Bedeutung der Grundfrequenz:
Die Hyperphonation bei Säuglingsschreien, der eine besonders reizspezifische Wirksamkeit nachgesagt wird (siehe Kap. 3.1.2 'Das Problem der Reizspezifität'), kann, ausgehend von Truby & Lind (1965), durch Veränderung der Resonanzen im Vokaltrakt (Hyperphonation I) oder durch Erhöhung der Grundfrequenz (Hyperphonation II) zustande kommen. Im Experiment II wurde durch

*) Das Experiment wurde im Rahmen der Dissertationen von Frau M. Oltmann und Frau C. Wenk am Inst. für Med. Psychologie der Universität Düsseldorf durchgeführt.

Filterung versucht, den ersten Fall nachzubilden. Im Experiment III soll die Hyper- bzw. Hypophonation durch Variation des Grundfrequenzniveaus erreicht werden. Experiment I wies nach, daß die Grundfrequenz für die operante Wirkung artifizieller Reize ein wesentlicher Faktor ist. Das Experiment III soll zeigen, ob dieser Befund auf natürliche Reize übertragbar ist. Ausgehend von einer Mittenfrequenz werden Grundfrequenzen eines Testschreies in einem Bereich von einer Oktave unter- und oberhalb der Mittenfrequenz variiert.

Die bisher in der Literatur beschriebenen Befunde zur Wirkung der Hyperphonation basieren auf der Zuordnung von Effekten zu quasiexperimentell innerhalb der Grundfrequenzdimension gruppierten Vokalisationen. Nachteilig für eine kausale Interpretation der berichteten Ergebnisse ist bei dieser Methode die Konfundierung der Variablen 'Grundfrequenz' mit anderen gleichzeitig variierenden Faktoren. Im Experiment III soll die Grundfrequenz so verändert werden, daß die spektralen Komponenten nur eine proportionale Änderung ihrer Frequenz erfahren, aber keine Änderung ihrer Amplitude oder Anzahl. Die Variation der spektralen Energieverteilung hängt auf diese Art und Weise nur noch von der Variation der Grundfrequenz ab.

Im Experiment I wurde bei der Diskussion des Intervalleffektes vermutet, daß monotone Reize eher vermieden werden als nichtmonotone. Es stellt sich die Frage, ob bei der Grundfrequenz von Schreisignalen der Faktor der Reizmonotonie ebenfalls eine Rolle spielt. Die Grundfrequenz zeichnet sich nicht nur durch ein bestimmtes mittleres Niveau aus, sondern auch durch einen charakteristischen Verlauf. Wie die Analysen in Kap. 2.2.3.2 ('Analyse der Grundfrequenz (F0)') zeigten, unterscheiden sich die Schreie im Grad der Variabilität ihres Verlaufes. Es gibt Schreie, die eine hohe Variabilität ihrer F0 aufweisen (z.B. Vok. 5) und andere, die sich wesentlich monotoner verhalten (z.B. Vok. 1). Über die Funktion unterschiedlicher Grundfrequenzverläufe für die Rezeption von Säuglingsschreien ist in der Literatur noch nichts bekannt. Um erste Erkenntnisse über ihren Einfluß in Hinsicht auf den Monotoniefaktor zu gewinnen, wird eine zweistufige Intonationsvariable eingeführt: Normal intonierter steigend-fallender Verlauf wird verglichen mit einem monotonen Verlauf, der keinerlei Variation der Grundfrequenz und damit keinerlei Stimmmelodie mehr aufweist.

2. Der Einfluß einer zur Grundfrequenz parallelen Serie von Obertönen (spektrale Komplexität):
Im Experiment I äußerte sich die Intervallbedingung in einer Bevorzugung dissonanter Klänge. In diesem Experiment soll ebenfalls eine Intervallbedingung eingeführt werden, die gleichzeitig eine Variation der spektralen Komplexität des Testschreies bewirkt. Veränderungen der spektralen Komplexität bei Neugeborenen sind aus der Literatur bekannt und lassen sich tonspektrographisch darstellen (Michelsson, 1971, 1980). Sie zeigen sich im Erscheinen zweier gleichzeitig auftretender Serien von Harmonischen, die individuelle Grundfrequenzen besitzen. Eine einfache Komplexitätsstufe entspricht dem Normalfall einer einzelnen Serie von Harmonischen. Die zweifache Komplexitätstufe ist gegeben, wenn eine zweite Serie von Harmonischen entsprechend dem Erklingen eines zweiten Tones auftritt, z.B. bei einem Saiteninstrument. Zur Untersuchung der zweiten Fragestellung werden diese beiden Komplexitätsstufen realisiert und ihre Einflüsse auf die Aversionsschwelle miteinander verglichen. Bei der Diskussion des Intervalleffektes von Experiment I wird vermutet, daß die geringere Attraktivität der konsonanten Klänge auf einer erhöhten Monotonie im Vergleich zu den dissonanten Klängen beruhen könnte. Dementsprechend kann für Experiment III vermutet werden, daß die Komplexitätsstufe II attraktiver wirkt, da sie auf Grund eines reichhaltigeren Spektrums einen weniger gleichförmigen Klangeindruck vermittelt.

3. Funktion situativer Faktoren:
Die in Kap. 3.1.3 (Das Problem der Zustandsspezifität) dargestellten Ergebnisse zeigen, daß bestimmte situative Faktoren (z.B. Informationen über den Risikostatus des Kindes, Videoaufnahmen von lächelnden vs. schreienden Kindern) sich in signifikanter Weise auf die physiologischen und subjektiven Reaktionen der Zuhörer auswirken. Man kann daraus schließen, daß bestimmte Einstellungen, Präferenzen oder Vorurteile gegenüber dem Sender die Rezeption des Schreisignales durch den Empfänger beeinflussen können. Eine Begründung zur Einführung einer zustandsspezifischen experimentellen Variablen ergibt sich weiterhin aus Überlegungen, die bei der Diskussion der differentiellen Wirkung der Signaltypen 'natürlich versus artifiziell' angestellt werden. Zur Er-

klärung ihrer Wirkung wird eine zustandsspezifische kognitive Wahrnehmungsebene einer reizspezifischen emotional/motivationalen gegenübergestellt und beiden hypothetischen Konstrukten eine denkbare Vermittlerfunktion eingeräumt. In nur einem Experiment kann nicht entschieden werden, welche der beiden psychologischen Dimensionen besonders wirksam ist und wie sie miteinander zusammenhängen. Um erste Erkenntnisse über den Zusammenhang dieser Faktoren als Determinanten operanten Verhaltens zu gewinnen, werden mit Hilfe zweier unterschiedlicher Instruktionsbedingungen unterschiedliche Einstellungen als Einflußgrößen realisiert. Im Vergleich mit den physikalischen, experimentellen Bedingungen kann dann die Bedeutung dieser unterschiedlich induzierten Einstellungen diskutiert werden.

3.5.2 Methode

Versuchsplan:
Die unabhängigen Variablen lassen sich in drei akustische Bedingungen (Komplexität, Intonation, Grundfrequenz) und die Instruktionsbedingung unterteilen. Das Experiment war als vier-faktorieller, varianzanalytischer Versuchsplan mit Meßwiederholung auf einem Faktor (Grundfrequenz) angelegt. Ein Schema des Planes mit den 2 (Instru.) x 2 (Into.) x 2 (Kompl.) x 7 (F0) = 56 Zellen, stellt die Kombinationen der experimentellen Bedingungen zusammen.

Instruktion	Intonation	Komplexität	Grundfrequenz (Hz) 305 458 534 610 686 915 1220
'gesund'	intoniert	1	N = 16
		2	N = 19
	monoton	1	N = 18
		2	N = 18
'krank'	intoniert	1	N = 24
		2	N = 23
	monoton	1	N = 22
		2	N = 24

Erzeugung der akustischen Bedingungen:
Für das Experiment wurde ein Abschnitt von 4.6 Sek. Dauer eines Schreies ausgewählt, der aufgrund seines Spektrums im Normbereich der in Kap. 2.2 ('Akustische Analysen') untersuchten Stichprobe liegt. Zur Herstellung der akustischen Bedingungen wurde das Stimmsignal in den Arbeitsspeicher des Rechners aufgenommen. Um das Grundfrequenzniveau und den Verlauf der Grundfrequenz (Intonation) verändern zu können, wurde zunächst der Verlauf der Grundfrequenz registriert. In Abhängigkeit von den Grundfrequenzwerten wurde die Synthese der Signale mittels einer 'sampling rate conversion'-Technik durchgeführt (Crochiere, 1979). Die vom Rechner erzeugten Signalversionen wurden repetitiv auf Tonband aufgenommen, d.h. nach jeweils 4.6 Sek. wurde das Signal wiederholt bis die vorgesehene Reizdauer von 90 Sek. erreicht war.

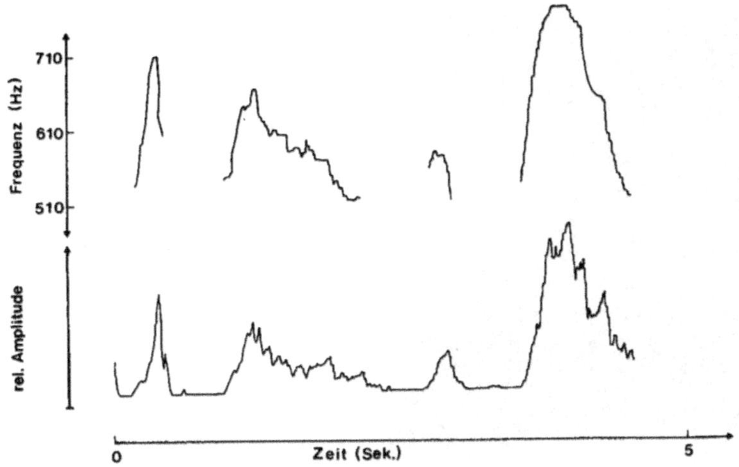

Abb. 45: Verlauf der Grundfrequenz (mittlere Grundfrequenz: 610 Hz) und der Amplitude der Grundfrequenz über einen Zeitraum von 4.6 Sek.

1. Synthese der Grundfrequenzbedingungen:
Der Bereich von +/-1 Oktave um eine Mittenfrequenz von 610 Hz wurde gewählt, um mit der unteren Oktave den Bereich, in dem die Grundfrequenz gesunder Neugeborener zu erwarten ist, abzudecken (ca. 300-700 Hz) und mit der oberen Oktave Bedingungen zu erzeugen, die bei pathologischen Schreimustern beobachtet werden (Michelsson, 1971). Die siebenstufige Grundfrequenzbedingung

wurde dadurch realisiert, daß das Signal in einzelne Segmente von 12.5 mSek. zerlegt und dann mit Hilfe der 'sampling rate conversion' segmentweise in der Frequenz angehoben oder abgesenkt wurde. Nach erfolgter Synthese im Rechner wurde jede Frequenzbedingung - nach dem üblichen Schema - systematisch permutiert auf Tonband aufgenommen. Die Abb. 46 - 48 zeigen das Ergebnis der Signalmanipulationen im Spektrum.

Die Abb. 46 stellt, ähnlich wie bei einem Tonspektrogramm, die Zeit- Frequenzbeziehung zweidimensional dar und macht dadurch deutlich, daß auf Grund der Manipulation das Niveau der einzelnen Oberwellen gleichsinnig zueinander nach oben verschoben ist. Am Verlauf der Frequenzbänder und ihrer Amplituden hat sich nichts verändert.

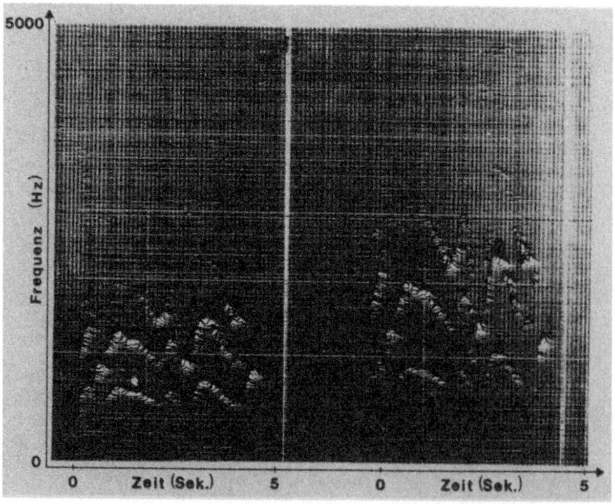

Abb. 46: Spektralanalyse des experimentellen Schreisignals und der um 1/2 Oktave angehobenen Version. Die mittlere Grundfrequenz des Signals auf der rechten Seite ist gegenüber dem Original auf der linken Seite um 1/2 Oktave auf 915 Hz angehoben.

2. Grundfrequenzvariation (Intonation):

Die Synthese der monotonen Intonationsbedingung erfolgte nach dem gleichen Prinzip wie die Grundfrequenzverschiebung. Die einzelnen Signalsegmente wurden aber nicht mehr gleichermaßen angehoben oder abgesenkt, sondern wurden - je nach ihrer relativen Frequenzposition - zur jeweiligen mittleren Grundfrequenz (305-1220

Hz) angehoben oder gesenkt, um auf das entsprechende, gleichbleibende Grundfrequenzniveau gebracht zu werden. Wie die Abb. 47 zeigt, wird dadurch die Variation der F0 beseitigt, was sich in einer Monotonisierung aller harmonischen spektralen Bänder zeigt.

3. Spektrale Komplexität:
Die Komplexität wurde in zwei Stufen variiert: Die erste Stufe entsprach der Originalversion, die zweite, erhöhte Komplexitätsstufe wurde dadurch erzielt, daß das Original um 1/2 Oktave angehoben und diese angehobene Version zum Original wiederum hinzugemischt wurde. Abb. 48 zeigt die Gegenüberstellung der beiden Komplexitätsstufen.

Instruktionsbedingungen:
Nach den allgemeinen Versuchsanweisungen (siehe Abschnitt 'Versuchsdurchführung') wurden die Versuchspersonen mit zwei verschiedenen Instruktionsbedingungen konfrontiert:

1. "Bei diesen Vokalisationen handelt es sich um die Signale eines gesunden Neugeborenen."
2. "Bei diesen Vokalisationen handelt es sich um die Signale eines kranken Neugeborenen."

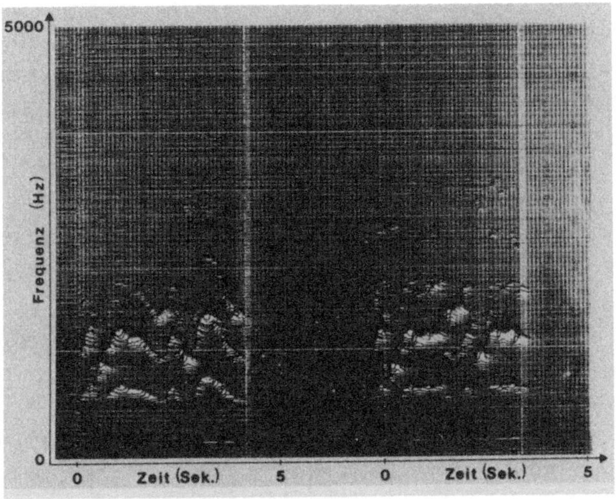

Abb. 47: Spektralanalyse des experimentellen Schreisignals (links) und der monotonisierten Fassung (rechts)

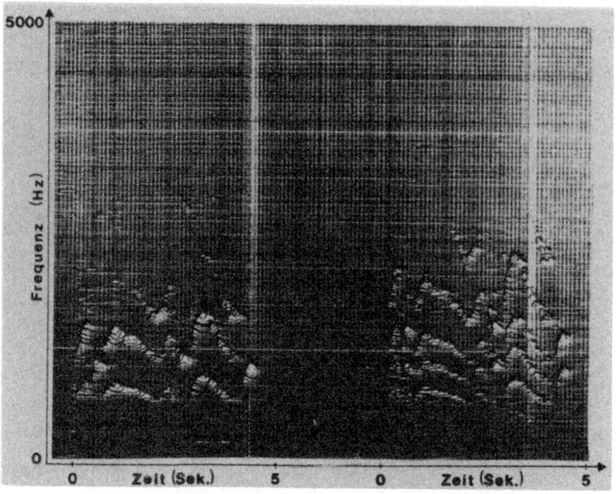

Abb. 48: Spektralanalyse des Schreisignals (links) und der Version mit erhöhter spektraler Komplexität (rechts)

Versuchsanordnung:

Die Versuchsanordnung war mit der von Experiment II identisch.

Versuchsdurchführung:

Die Versuchsdurchführung entsprach ebenfalls der von Experiment II, mit der Ausnahme, daß die Pausen zwischen den einzelnen Reizen von 10 Sek. auf 15 Sek. angehoben wurden, um den Versuchsleitern bestimmte Kontrollfunktionen zu ermöglichen.

Versuchspersonen:

Am Experiment nahmen 164 männliche und weibliche Medizinstudenten im zweiten und dritten vorklinischen Semester teil (mittleres Alter: 23.6 Jahre), die ein medizinisch-psychologisches Blockpraktikum absolvierten.

Auswertung:

Die Auswertung erfolgte varianzanalytisch als vier-faktorielles Design mit einfacher Meßwiederholung. Basierend auf der Varianzanalyse wurden Wechselwirkungen zwischen den Faktoren Instruktion, Komplexität und Intonation durch Mittelwertsvergleiche statistisch weiter erklärt.

3.5.3 Ergebnisse

Die Varianzanalyse ergab zwei signifikante Haupteffekte und eine signifikante Wechselwirkung für die beiden Grundfrequenzvariablen (Grundfrequenzniveau, Intonation). Abb. 49 zeigt den Niveaueffekt ($F(6,888) = 19.82$, $p \leq 0.001$), der durch systematischen Paarvergleich mit dem Tukey-HSD-Test weiter analysiert wurde.

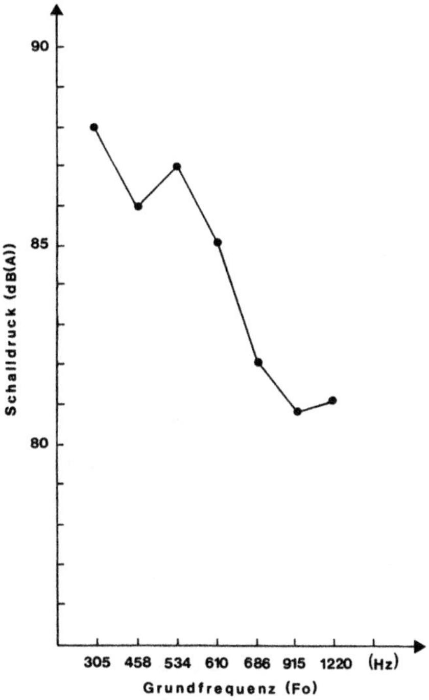

Abb. 49: Schalldruckpegeleinstellung für die sieben Stufen des Grundfrequenzfaktors

Die ersten vier Grundfrequenzstufen und die letzten drei Grundfrequenzstufen unterscheiden sich untereinander nicht signifikant. Zwischen der 610 Hz-Grundfrequenzstufe und dem 686 Hz-Grundfrequenzpunkt besteht eine wesentliche Differenz (q 0.05,21, = 3.4 dB(A), $p \leq 0.05$). Alle anderen Pegeldifferenzen, die noch größer sind, z.B. zwischen 534 und 915 Hz, sind hochsignifikant verschieden voneinander (q 0.01,21, = 3.9 dB(A), $p \leq 0.01$). Der Intonationseffekt ($F(1,148) = 7.15$, $P \leq 0.01$) und die Interaktion

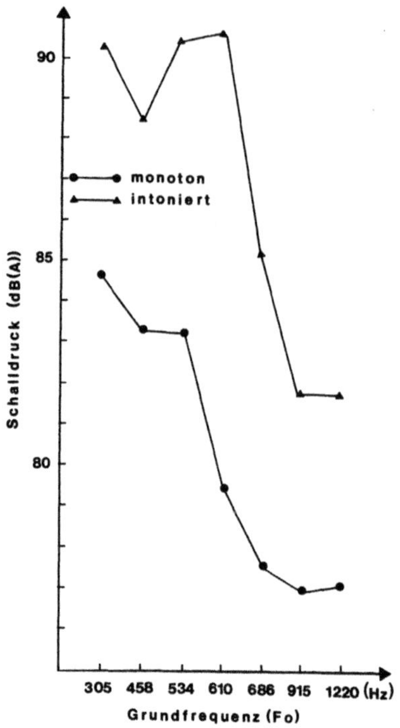

Abb. 50: Schalldruckpegeleinstellung für die beiden Intonationsbedingungen in Abhängigkeit von der Grundfrequenz.

Grundfrequenzniveau x Intonation ($F(6,888) = 2.7$, $p \leq 0.02$) ist in der Abb. 50 dargestellt.

Die monotonisierten Signalversionen werden auf einem deutlich niedrigeren Pegelniveau akzeptiert als die normal intonierten. Der Verlaufsunterschied für die beiden Intonationsbedingungen, auf denen der Interaktionseffekt beruht, zeigt sich besonders im mittleren Grundfrequenzbereich. Anstatt einen Abfall im Schalldruckpegelniveau zu zeigen, wie ihn die monotonisierte Signalversion von 534 Hz nach 610 Hz aufweist, steigt der Schalldruckpegel für die intonierte Fassung noch etwas an. Erst dann erfolgt ein Absinken des Schalldruckpegels.

Die nächste Abbildung (Abb. 51) zeigt einen Verlaufsunterschied für die beiden Komplexitätsbedingungen auf den Stufen des Frequenzfaktors (Interaktion: Grundfrequenz x Komplexität, $F(6,888) = 9.91$, $p \leq 0.001$). Die Interaktion beruht u.a. darauf, daß sich

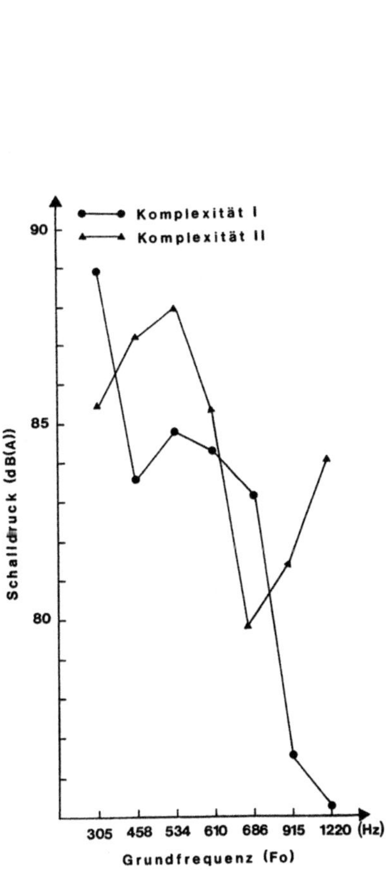

Abb. 51: Schalldruckpegeleinstellungen für die beiden Komplexitätsbedingungen in Abhängigkeit von der Grundfrequenz.

bei 915 Hz ($q_{0.05,2,} = 5.2$ dB(A), $p \leq 0.05$) und 1220 Hz ($q_{0.01,2,} = 5.2$, $p \leq 0.01$) die beiden Komplexitätsbedingungen nicht nur unterscheiden, sondern auch deutlich auseinanderscheren.

Abb. 52 zeigt eine Wechselwirkung des Intonationsfaktors mit dem Instruktionsfaktor ($F(1,148) = 6.56$, $p \leq 0.02$) und den bereits beschriebenen Haupteffekt für den Intonationsfaktor.

Bei der intonierten Version wird unter der Instruktionsbedingung 'krank' von den Versuchspersonen ein Schalldruckpegel eingestellt, der nahe der oberen Grenze von 95 dB(A) liegt. Unter der Instruktionsbedingung 'gesund' wird ein Pegelwert von 80.5 db(A) eingestellt, der deutlich ($q_{0.05,6,} = 8.4$ dB(A), $p \leq 0.05$) von diesem Maximalwert abweicht. Auch die beiden übrigen Mittelwerte,

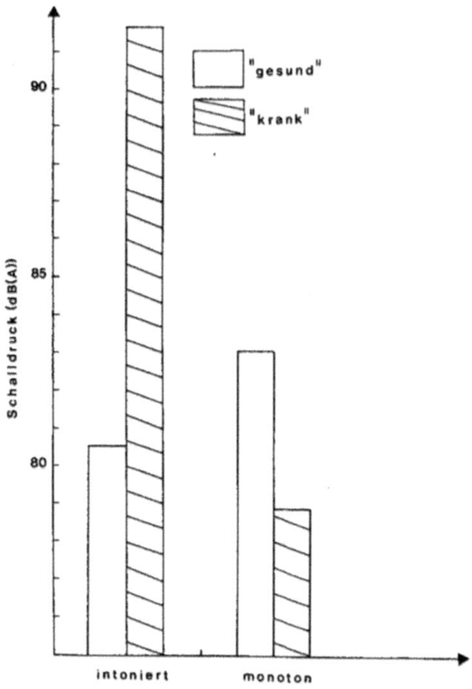

Abb. 52: Schalldruckpegeleinstellung für die zwei Stufen des Intonations-und des Instruktionsfaktors.

die für die monotonisierte Version des Signals gelten, weichen signifikant (q 0.05,6, = 8.4 dB(A), $p \leq 0.05$) von diesem Wert ab. Bei der monotonisierten Version liegt der Schalldruckpegel für die Instruktionsbedingung 'gesund' über dem der intonierten Version, während er für die Instruktionsbedingung 'krank' unterhalb der monotonisierten Version liegt. Auf dieser Scherenbeziehung beruht der signifikante Interaktionseffekt. Der signifikante Haupteffekt für den Intonationsfaktor bedeutet, daß für die monotonisierte Version insgesamt ein niedrigerer Schalldruckpegel als für die intonierte Version eingestellt wird.

Abb. 53 zeigt eine tendenzielle Wechselwirkung zwischen dem Komplexitätsfaktor und dem Instruktionsfaktor ($F(1,148) = 3.45$, $p = 0.065$).

In der Instruktionsbedingung 'gesund' ist ein etwas erhöhter

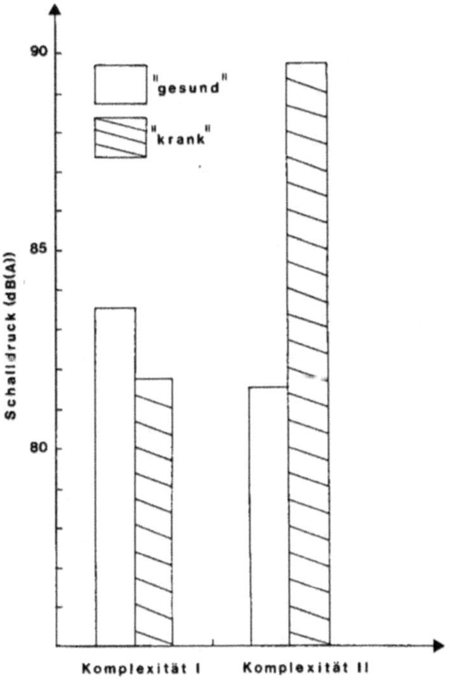

Abb. 53: Schalldruckpegeleinstellung für die zwei Stufen des Komplexitätsfaktors und des Instruktionsfaktors.

Schalldruckpegel der Komplexitätsstufe 'einfach' gegenüber der Stufe 'zweifach' zu bemerken, während für die Instruktionsbedingung 'krank' ein deutlich niedrigerer Schalldruckpegel (q 0.05,6, = 8.1 dB(A), $p \leq 0.05$) bei einfacher Komplexität gegenüber zweifacher Komplexität vorliegt. Der Unterschied zwischen der Bedingung 'krank' versus 'gesund' bei zweifacher Komplexität ist ebenfalls signifikant (q 0.05,6, = 8.1 dB(A), $p \leq 0.05$).

3.5.4 Diskussion

Man kann feststellen, daß die experimentellen Manipulationen der Signalcharakteristika und die unterschiedlichen Instruktionsbedingungen zu beträchtlichen Veränderungen der operanten Verstärkerwirkung des Signales geführt haben. Für die physikalischen Signalparameter konnten sowohl Haupteffekte (Grundfrequenzniveau, Intonation) als auch Wechselwirkungen (Grundfrequenzniveau x

Intonation, Grundfrequenzniveau x Komplexität) nachgewiesen werden.

Der Grundfrequenzniveaueffekt besagt, daß mit zunehmender Grundfrequenz des Signals eine Verringerung des tolerierten Schallpegels eintritt. Das entspricht vom Trend her dem Frequenzeffekt des ersten Experimentes. Anders als dort wird im vorliegenden Experiment mit natürlichen Reizen die Wirkung der Grundfrequenz erst oberhalb der Mittenfrequenz von 610 Hz sichtbar. Im Gegensatz auch zu Experiment II gibt es in diesem Experiment einen hochsignifikanten Hyperphonationseffekt. In der Literatur besteht Übereinstimmung in der Feststellung, daß hochfrequente Schreie, wie sie beispielsweise von hirngeschädigten Kindern erzeugt werden, als aversiv empfunden werden und Pflegepersonen zu prompten Reaktionen veranlassen (Ostwald et al., 1968; Wolff, 1969; Wasz-Hoeckert et al., 1968). Die Befunde von Zeskind & Lester (1978), die feststellen, daß die Schmerzschreie von Neugeborenen mit prä- und perinatalen Komplikationen ($F0 = 814$ Hz) von Versuchspersonen deutlich 'aversiver' und 'stressender' eingestuft werden als diejenigen von gesunden Neugeborenen ($F0 = 468$ Hz), können ähnlich interpretiert werden. Der hier beobachtete Abfall der Aversionsschwelle oberhalb der Mittenfrequenz ist eine Bestätigung dieser, bereits von anderen Autoren postulierten Wirkung, hochfrequenter Schreie. Als Erklärung des Grundfrequenzeffektes wurde in Experiment I die von Molino (1974b) beobachtete Korrespondenz von frequenzabhängiger Aversivität und frequenzabhängiger Lautheit angeführt, d. h. Laustärke und Aversivität gehören einer psychoakustischen Dimension an. Diese Erklärung kann auch für den in Experiment III beobachteten Grundfrequenzeffekt gelten: Je höher die Grundfrequenz, um so lauter und damit um so aversiver wirkt der Schrei.

Vergleicht man die Frequenzeffekte von Experiment II und III miteinander, kann man den Schluß ziehen, daß die beiden von Truby und Lind (1965) beschriebenen Formen von Hyperphonation (I und II) nicht notwendigerweise die gleiche Wirkung auf den Zuhörer haben. Akustisch und physiologisch gesehen, kommen sie durch unterschiedliche Prozesse zustande. Es ist fraglich, ob eine Verwendung des gleichen Begriffes 'Hyperphonation' für diese offenbar auch psychologisch unterschiedlichen Phonationstypen noch weiter aufrechterhalten werden sollte. Systematische Vergleiche zwischen dem Wirkungsprofil dieser beiden Formen der Hyperphonation sind jetzt erforderlich, um ihre psychophysikalische Eigengesetzlichkeit weiter zu erforschen.

Der Intonationshaupteffekt besagt, daß die monotonisierte Version des Testschreies auf einem wesentlich geringeren Niveau von den Versuchspersonen akzeptiert wird als die intonierte Version. Physikalisch unterscheiden sich die beiden Versionen dadurch voneinander, daß die monotonisierte Version keine Variation der Grundfrequenz aufweist. Psychologisch gesehen, besitzt diese Version keine Tonhöhenschwankung oder, anschaulich gesagt, keine Stimmmelodie mehr. Es ist bekannt, daß unterschiedliche emotionale Zustände sowohl das Niveau, als auch die Variabilität der Grundfrequenz der menschlichen Stimme affizieren können (Williams & Stevens, 1972; Scherer, 1982). Da die Vibrationsfrequenz der Stimmlippen stark vom Tonus der an der Lautproduktion beteiligten Muskeln und vom subglottischen Druck abhängen, können sich Erregungsprozesse, die auf diese Systeme einwirken, über die Veränderung der F0 (und der Lautstärke) bemerkbar machen. Wird die Variabilität der F0 eingeschränkt, so wird folglich ein wesentlicher Anteil des emotionalen Ausdruckes des Stimmsignales beschnitten. Die künstlich erzielte Ausdrucksarmut der monotonisierten Version wirkt sich offenbar so aus, daß eine größere Aversivität des Signales erzielt wird. Es besteht, wie die Wechselwirkung Intonation x Grundfrequenzniveau zeigt, auch eine gewisse Frequenzabhängigkeit dieses Intonationseffektes. Im mittleren Grundfrequenzbereich ist der Unterschied zwischen intonierter und monotonisierter Version besonders groß: Relativ zur intonierten Version fällt die Aversionsschwelle für die monotonisierte Fassung in diesem Bereich stärker ab, als in den übrigen Grundfrequenzbereichen. Hier addieren sich offenbar die aversiven Wirkungen der höheren Grundfrequenzen und die der monotonisierten Version. Der Einfluß der Reizmonotonie, der schon beim ersten Experiment bei der Intervallbedingung vermutet wird, scheint sich auch in diesem Experiment zu bestätigen.

Bei der Komplexitätsbedingung zeigt sich ihre Wirkung in Kombination mit dem Grundfrequenzniveau: Die F0-Bedingungen 915 Hz und 1220 Hz werden bei der Komplexitätsstufe II, für die eine geringere Gleichförmigkeit des Klangeindruckes angenommen wird als für die Komplexitätsstufe I, besser ertragen als bei der Komplexitätsstufe I. Anders ausgedrückt: Geht man von der insgesamt gegebenen aversiven Wirkung höherer F0-Bedingungen aus, so mildert die Komplexitätsstufe II auf Grund ihrer erhöhten Attraktivität diese Aversivität offenbar ab. Ein weiterer Milderungseffekt bei der Komplexitätsstufe II kann auch im Zusammenhang mit der Instruktionsbedingung 'krank' beobachtet werden: Treten diese beiden Bedingungen in Kombination auf, wird ein signifikant höherer Schalldruckpegel ertragen als bei der Kombination Komplexitätsstufe II und Instruktionsbedingung 'gesund'. Die Interaktion mit der Instruktionsbedingung 'krank' wirkt sich auch auf die intonierte Version aversionsmildernd aus.

Man kann somit feststellen, daß eine toleranzerhöhende Wirkung der Instruktion 'krank' nur in Kombination mit bestimmten physikalischen Bedingungen auftritt. Es bleibt zu prüfen, ob im Sinne einer Kausalanalyse der Instruktionsfaktor die Voraussetzung für die Wirksamkeit der physikalischen Faktoren schafft, oder ob umgekehrt die physikalischen Faktoren die Voraussetzung schaffen für die Wirksamkeit unterschiedlicher Instruktionsbedingungen. Die Tatsache, daß neben der Wechselwirkung Instruktion x Intonation noch ein Intonationshaupteffekt existiert, spricht dafür, daß - zumindest bei der Intonation - die Basis für die Wirksamkeit des Instruktionsfaktors durch die physikalischen Faktoren gesetzt wird. Die Relation der Ergebnisse für die reizspezifischen Variablen (Grundfrequenzniveau und -verlauf, spektrale Komplexität) und die zustandsspezifische Variable (Instruktion) macht deutlich, daß beide Wirkungsebenen in Interaktion miteinander das Verhalten von Signalempfängern beeinflussen können. Die reizspezifischen Variablen können teilweise auch für sich allein wirksam werden; die zustandsspezifische Variable bedurfte der Wechselwirkung mit reizspezifischen Einflüssen, um zur Geltung zu kommen. Das zeigt, daß kognitive Faktoren alleine die Wirkung von Schreisignalen auf den Empfänger nicht in jedem Fall erklären können. Im Hinblick auf die kognitive 'Altruismushypothese', die von Murray favorisiert wird, bedeutet dieses Ergebnis die Notwendigkeit einer beträchtlichen theoretischen Einschränkung, was die Annahme einer Dominanz kognitiver Faktoren angeht.

Die Ergebnisse von Experiment III zeigen andererseits, daß kognitive Faktoren sehr wichtig sind. So kann rückblickend auf Experiment II, in dem die 'Lärmhypothese' widerlegt wurde, vermutet werden, daß auch hier die hohe Toleranz gegenüber natürlichen Schreien durch die Einwirkung kognitiver Faktoren, etwa im Sinne positiver Bewertungen von Säuglingsschreien, mediiert wurde. Andererseits zeigt die deutlich toleranzerhöhende Wirkung der Tiefpaßfilterung auch hier die Bedeutung reizspezifischer Faktoren an. Die Ergebnisse der Experimente I und III haben weiterhin auch den Einfluß anderer motivationaler Eigenschaften der Reize sichtbar gemacht, die möglicherweise einer eigenständigen Wirkungsdimension angehören: Die Variation von Intervallbedingungen im Experiment I und der spektralen Komplexität im Experiment III hat zu deutlichen Präferenzen bei bestimmten Merkmalskombinationen geführt, die dahingehend interpretiert werden können, daß interessanter klingende Reize bevorzugt werden. Ebenso zeigte die erhöhte Toleranz der Versuchspersonen gegenüber den intonierten Schreiversionen im Experiment III, daß das Ausschalten von Variabilität innerhalb einer Reizdimension (Grundfrequenz) negativ verstärkend auf das Verhalten wirkt. Auch dieser Effekt kann als Ausdruck des Vermeidens von Reizmonotonie gewertet werden. In einer umfassenden Theorie der akustischen Kommunikation zwischen dem Neugeborenen als Sender und seinem sozialen Partner als Empfänger sollte dieser Aspekt deshalb berücksichtigt werden, denn es ist anzunehmen, daß eine beträchtliche inter- wie auch intraindividuelle Variation innerhalb der Dimension der Reizmonotonie bei Neugeborenenschreien besteht. Als Resumee aus diesen Überlegungen und der Ergebnisse der drei Experimente kann für künftige Untersuchungen die folgende Arbeitshypothese aufgestellt werden: Die aversive Wirkung eines Schreies hängt von drei psychologischen Wirkgrößen und ihren Wechselwirkungen ab:

1. Einer Intensitätsdimension

Diese Dimension wird durch eine Klasse reizspezifischer Merkmale konstituiert, deren wahrgenommene Intensität in einer einfachen und monotonen Beziehung zum Grad der wahrgenommenen Aversivität steht. Zu dieser Klasse gehört die Tonhöhe (vermutlich auch die Lautstärke oder Variablen, wie die Dichte von Schreisequenzen in der Zeiteinheit). In Anlehnung an die subjektiven Einschätzungen der emotionalen Qualität, die Zeskind & Lester (1978) bei den hochfrequenten Schreien von Risikokindern vornehmen ließen, könnte man diese Dimension semantisch durch die Polarität 'dringlich versus nicht-dringlich' kennzeichnen. Die in Experiment II untersuchte und als zu einfach verworfene 'Lärmhypothese' kann, ausgehend vom theoretischen Konstrukt der Reizintensität, modifiziert werden: Wirksam sind nicht irgendwelche Lärmeigenschaften, sondern ganz bestimmte Reizmerkmale, z.B. die Grundfrequenz. Es kommt auf die spezifische Ausprägung ihrer wahrgenommenen Intensität an, ob sie verhaltenswirksam sind oder nicht. Zur näheren theoretischen Kennzeichnung dieser Dimension wären weitere Untersuchungen angebracht, z.B. mit Hilfe von Merkmalsskalierungen auf der Basis von Paarvergleichen und nachfolgender faktorenanalytischer Konstruktvalidierung.

2. Einer Monotoniedimension
Der Begriff der Monotonie kann als ein theoretisches Konstrukt aufgefaßt werden, dessen psychologische Bandbreite durch die Polarität 'attraktiv - langweilig' gekennzeichnet werden könnte. Der Grad der Monotonie eines akustischen Reizes kann von verschiedenen stationären und nicht-stationären Merkmalen auf der physikalischen Seite abhängen. Es käme darauf an, einen Katalog dieser Merkmale in systematischen Untersuchungen aufzustellen. In der vorliegenden Untersuchung wurden unterschiedliche Grade der Reizmonotonie durch Manipulation des Grundfrequenzverlaufes und der spektralen Zusammensetzung erzielt. Vermutlich steht die Reizmonotonie in keinem einfachen funktionalen Zusammenhang mit dem Grad wahrgenommener Aversivität. Denkbar wäre eine U-förmige Beziehung, die bei einem mittleren Grad von Monotonie ein Aversivitätsminimum zeigte, bei höherer und niedrigerer Monotonie aber einen Anstieg der Aversivität des Reizes indizierte. Schüssler & Bisping (1983) konnten eine derartige U-förmige Beziehung für Sprachreize nachweisen, deren Darbietungsgeschwindigkeit per Computersynthese systematisch verändert wurde. Für die Untersuchung von Neugeborenenschreien wären Untersuchungen angebracht, die derartige funktionale Zusammenhänge zwischen dem Grad der Reizmonotonie und der Reizaversivität nicht nur in Hinsicht auf die reizspezifische, sondern ebenso in Hinsicht auf die individualspezifische Rezeptionsebene analysierten. Es wäre wichtig zu prüfen, in welchem Ausmaß die Bereitschaft eines Signalempfängers, auf die Schreisignale eines Kindes zu reagieren, auch von der Dimension der Reizmonotonie abhängt. Für die Diagnostik individualspezifischer Schreimerkmale auf Seiten des Kindes wäre es

wichtig, Maße zu entwickeln, die den Grad von Reizmonotonie quantitativ abbilden. Daraus könnten vielleicht Reifekriterien abgeleitet werden, denn der Entwicklungsstand eines Kindes äußert sich nicht zuletzt in einer Entwicklung vokaler Ausdrucksmöglichkeiten, die wiederum mit einer Veränderung der Variabilität einzelner akustischer Merkmale korreliert sind.

3. Einer Bewertungsdimension
Die Funktion einer kognitiven Dimension wird primär darin gesehen, daß sie den Einfluß der von Reizmerkmalen abhängigen beiden übrigen Dimensionen modifiziert und in verschiedene Richtungen auslenken kann. Ein Zusammenhang im Sinne einer psychophysikalischen Funktion, die sich gut quantifizieren läßt, wird nicht angenommen. Zustandsvariablen unterscheiden sich von reizspezifischen Variablen darin, daß sie sich häufig nicht auf einem Zahlenkontinuum abbilden lassen (z.B. die Variable 'Vater vs Mutter'; 'frühgeboren vs reif' etc.). Im Hinblick auf den Zeitraum, in dem sich eine Sender- Empfänger-Interaktion abspielt, verhalten sich zustandsspezifische Variablen invariant. Es ist deshalb sinnvoll, sie als Randbedingungen zu betrachten, innerhalb derer sich die akustische Kommunikation abspielt.

3.5.5 Zusammenfassung

Die drei Fragestellungen, die Ausgangspunkt des dritten Experimentes waren, können zusammenfassend wie folgt beantwortet werden: Die Variation der F0 über einen Bereich von zwei Oktaven, ausgehend von einer Mittenfrequenz von 610 Hz, bewirkt einen Hyperphonationseffekt: Oberhalb von der Mittenfrequenz nimmt die Aversivität des Testsignales signifikant zu. Das Ergebnis ist konsistent mit quasiexperimentellen Befunden zur aversiven Wirkung der Hyperphonation in der Literatur. Ausgehend von den andersartigen Frequenzeffekten in den Experimenten II und III wird eine systematische psychophysikalische Analyse der Doppelnatur des Hyperphonationsbegriffes gefordert, die zu einer theoretisch besser fundierten Neuformulierung dieses Begriffes führen soll.

Die Variation der Intonation führt zu einer erhöhten Aversivität der monotonen Signalversionen. Sie kann moduliert werden durch bestimmte F0-Bedingungen, wie die Interaktion der beiden Grundfrequenzfaktoren (Intonation x Grundfrequenzniveau) zeigt.

Die Komplexitätsbedingung äußert sich in Interaktion mit der Grundfrequenzniveaubedingung. Ihre Wirkung wird als Milderungseffekt der Aversivität von Hyperphonationsbedingungen gewertet, der auf der größeren Attraktivität des Klangeindruckes der Komplexitätsbedingung II beruht.

Die zustandsspezifische Variable 'Instruktion' entfaltet ihre Wirkung nur in Kombination mit physikalischen Faktoren (Interaktion 'Instruktion x Intonation', 'Instruktion x Komplexität'). Es wird angenommen, daß der motivationale Einfluß unterschiedlich induzierter Kognitionen sich nur dann ausdrücken kann, wenn bestimmte Voraussetzungen durch die akustischen Signaleigenschaften gegeben sind.

Es wird eine Arbeitshypothese aufgestellt, mit der versucht wird, für die drei psychologischen Dimensionen, der Reizintensität, der Reizmonotonie und der Reizbewertung, einen übergeordneten theoretischen Zusammenhang mit der Aversivität von Neugeborenenschreien zu finden.

4 Gesamtzusammenfassung

Am Ausgangspunkt der Arbeit stehen zwei Fragestellungen:

1. Welche Erkenntnisse lassen sich über die physikalische Struktur eines Säuglingsschreies mit den Mitteln der digitalen Signalverarbeitung gewinnen, die mit tonspektrographischen Mitteln nicht gewonnen werden können?

2. Welche Wirkung übt ein Säuglingsschrei in Abhängigkeit von bestimmten akustischen Merkmalen und experimentellen Randbedingungen auf den Empfänger des Signales aus?

Den Hintergrund für beide Ausgangsfragen bildet die Frage nach der kommunikativen Funktion des Säuglingsschreies. Sie wird als eine allgemeine psychophysikalische Fragestellung aufgefaßt, deren verschiedene Aspekte in Hinsicht auf das Kind als Signalsender und den Erwachsenen als Signalempfänger in einem Schema systematisch gegenübergestellt werden.

Kap. 2 dient der Beantwortung der ersten Ausgangsfragestellung. Eine Standardmethode zur Abbildung spektraler Merkmale von Stimmsignalen ist die Tonspektrographie. Allerdings sind mit dieser Methode die Informationen, die in der Amplitude der einzelnen spekralen Komponenten enthalten sind, sowie Niveau und Verlauf der Grundfrequenz (F0) nur unzulänglich zu beschreiben. Eine kausale Interpretation einzelner Signalkomponenten ist deshalb nur in beschränktem Umfang möglich. Deshalb wurde ein Analysesystem entwickelt, das auf Methoden der digitalen Signalverarbeitung beruht, mit dem Schreistichproben von sechs Neugeborenen beispielhaft untersucht werden: (1) mit Hilfe der schnellen Fouriertransformation (FFT) werden Spektralanalysen durchgeführt; (2) mit Hilfe der linearen Prädiktion werden signalstatistische Analysen und akustische Modellberechnungen durchgeführt.

Ergebnisse:

- Durch Darstellung der Signalamplitude in Abhängigkeit von der Frequenz und der Zeit mit Hilfe der FFT wird eine dreidimensionale Abbildung der spektralen Struktur von Schreimustern erzielt, die einen anschaulichen Vergleich verschiedener Schreie miteinander zuläßt und eine Reihe deskriptiver Aussagen über das Auftreten und den Verlauf einzelner Oberwellen oder das Vorhandensein stimmloser Anteile gestattet.

- Durch zeitliche Mittelung der Kurzzeitspektren können spektrale Erwartungswerte berechnet werden. Dadurch werden Aussagen über bestimmte stationäre Schreimerkmale, wie die mittlere Frequenzposition und die mittlere Amplitude der einzelnen harmonischen Komponenten oder auch über geräuschhafte Anteile ermöglicht.
- Mit signalstatistischen Analysen nach der Methode der linearen Prädiktion läßt sich die F0 und das Ausmaß stimmhafter und stimmloser Komponenten quantitativ bestimmen. Durch dieses (gegenüber der Tonspektrographie erheblich präzisere) Verfahren wird für die untersuchten Schreiproben eine mittlere F0 von 425 Hz bestimmt.
- Für die individuellen Verläufe der F0 wird festgestellt, daß sie sich in ihrem Mittelwert und ihrer Variationsbreite deutlich voneinander unterscheiden und durch die aus der tonspektrographischen Literatur bekannte Charakterisierung als 'steigend-fallend' nur unzulänglich beschrieben werden können.
- Durch Fouriertransformation der Prädiktionsfilterkoeffizienten können Änderungen im Resonanzverhalten des Neugeborenenvokaltraktes festgestellt werden, die sich bei tonspektrographischen Analysen nur schwer oder überhaupt nicht feststellen lassen.
- Mit Hilfe akustischer Modellberechnungen kann die Frage untersucht werden, ob der Neugeborenenvokaltrakt einer starren Röhre gleicht, dem wie beim Affen die Voraussetzung zur Artikulation fehlt. Es wird demonstriert, daß - im Gegensatz zur bisher in der Literatur vertretenen Meinung - der Vokaltrakt des Neugeborenen bereits in der ersten Lebenswoche die Möglichkeit zur Entstehung artikulatorischer Prozesse zu erkennen gibt.

In Kap. 3 werden vier Untersuchungen beschrieben, die der Beantwortung der zweiten Ausgangsfragestellung dienen. Die in Kap. 2 verwendete FFT und die F0-Meßtechnik werden dabei sowohl für Analyse- als auch Synthesezwecke eingesetzt.

Die erste Untersuchung hat das Ziel, die individualspezifische Wirkung des Neugeborenenschreies bei verschiedenen Empfängern zu untersuchen. Es werden Tonbandaufnahmen von Neugeborenenschreien am 3., 4. und 5. Tag nach der Geburt verwendet, die in einer Standardsituation aufgenommen wurden. Diese Aufnahmen werden durch neun Mütter, acht trainierte Nicht-Mütter und eine Spek-

tralanalyse im vollständigen Paarvergleich beurteilt.
Ergebnisse:

- Die Spektralanalyse ermöglicht bei allen drei Beurteilungen eine optimale Unterscheidbarkeit der Ankerschreie von den Vergleichsschreien.
- Die Mütter beginnen am ersten Testtag mit einer relativ niedrigen Diskriminationsleistung, zeigen am zweiten Testtag ein mittleres Leistungsniveau und erreichen am dritten Tag das Diskriminationsniveau der Spektralanalyse.
- Die Diskriminationsleistung der Nicht-Mütter verhält sich gleichbleibend an den drei Testtagen, erreicht aber nur das mittlere Diskriminationsniveau der Mütter am zweiten Testtag.
- Korrelative Beziehungen zwischen den Diskriminationsmaßen für die Mütter und die Nicht-Mütter und den spektralen Diskriminatoren als Prädiktorvariablen lassen vermuten, daß sich die Mütter von den Nicht-Müttern in der Wahl der Merkmale unterscheiden, die sie beim Erkennen ihres Kindes zu Grunde legen.

Die drei nachfolgenden Untersuchungen sind experimentelle Arbeiten, in denen hauptsächlich die Effekte von reizspezifischen Variationen (Veränderungen des Neugeborenenschreies) aber auch zustandsspezifische Variationen (Veränderungen der Einstellung des Empfängers) auf das Verhalten erfaßt werden. Die abhängige Variable in den drei Experimenten ist der Grad der Aversivität der untersuchten natürlichen und artifiziellen akustischen Reize. Das Prinzip der Aversionsmessung (operante Titration) besteht darin, daß die Versuchspersonen durch kontinuierliches Betätigen eines Hebels die Möglichkeit haben, den Schalldruckpegel des akustischen Reizes so einzustellen, daß er für sie erträglich ist.

Experiment I hat die Funktion eines Vorversuches. Mittels computersynthetisierter Reize soll die Gültigkeit und Zuverlässigkeit der operanten Titrationstechnik für die Aversionsschwellenmessung erprobt und für die beiden nachfolgenden Experimente eine Standardisierung der Meßtechnik erreicht werden.

Eine experimentelle Bedingungsvariation wird innerhalb dreier verschiedener Dimensionen durchgeführt: (1) die Grundfrequenz wird über fünf Oktaven, ausgehend von 55 Hz, erhöht; (2) die spektrale Zusammensetzung wird fünfstufig variiert; (3) die In-

tervallgröße bei Tonkombinationen wird in 12 Stufen variiert.
Ergebnisse:

- Die Erhöhung der Grundfrequenz über den genannten Bereich bewirkt einen hochsignifikanten Abfall des akzeptierten Schalldruckpegels um ca. 29 dB von durchschnittlich 87 dB auf einen asymptotischen Wert von 58 dB oberhalb von 440 Hz.
- Die Erhöhung der Anzahl der Harmonischen zeigt keinen differentiellen Einfluß auf die Aversionsschwelle.
- Die unterschiedlichen Intervallbedingungen erbringen den Effekt, daß kleine (dissonante) Intervalle auf einem höheren Schalldruckpegelniveau toleriert werden als größere (konsonante) Intervalle. Als Erklärung wird die Existenz eines Monotoniefaktors angenommen, der die Toleranz gegenüber konsonanten Intervallkombinationen erniedrigt.
- Die varianzanalytische Messung der Reliabilität des Verfahrens zeigt eine hohe mittlere Zuverlässigkeit (r = 0.99) an.

Im Experiment II werden Aversionsschwellen gegenüber Neugeborenenschreien und artifiziellen Kontrollreizen gemessen. Das Experiment soll zeigen, ob sich vier verschiedene Faktoren in ihrer Wirkung unterscheiden: (1) die Schreie der sechs Neugeborenen, die bereits bei den akustischen Analysen verwendet wurden; (2) die sechs natürlichen Schreie gegenüber sechs artifiziellen Versionen; (3) hochpaßgefilterte Schreiversionen gegenüber tiefpaßgefilterten und ungefilterten Versionen; (4) das Geschlecht der Versuchspersonen.

Ergebnisse:

- Zwischen einzelnen Vokalisationen können signifikante Unterschiede festgestellt werden.
- Die natürlichen Schreie werden auf einem wesentlich höheren Schalldruckpegelniveau toleriert als die artifiziellen.
- Eine besonders ausgeprägte Wirksamkeit der höherfrequenten gegenüber den ungefilterten Versionen kann nicht festgestellt werden. Die niederfrequenten Versionen hingegen werden auf einem auffallend hohen Schalldruckpegelniveau akzeptiert.
- Die Reaktionen der Frauen unterscheiden sich nicht von denen der Männer.

Im Experiment III wird mit Hilfe einer Computertechnik ein einzelner Schrei systematisch in Hinsicht auf drei akustische und eine zustandsspezifische Variable verändert und der Einfluß dieser Manipulationen geprüft: (1) Die F0 des Testschreies wird über einen Bereich von zwei Oktaven variiert; (2) der normal intonierten Version des Testschreies wird eine monotonisierte Version gegenübergestellt; (3) die spektrale Komplexität des Testschreies wird durch Einführung einer Intervallbedingung in zwei Stufen variiert; (4) die eine Hälfte der Vpn erhält vor Beginn des Versuches die Information, daß die Schreie von einem gesunden Kind stammten, der anderen Hälfte der Vpn wird mitgeteilt, es handle sich um Schreie kranker Kinder.

Ergebnisse:

- Oberhalb von 610 Hz nimmt die Aversivität des Testsignales signifikant zu.
- Die monotone Signalversion wirkt signifikant aversiver als die normal intonierte. Zum Teil hängt dieser Effekt auch vom Niveau der Grundfrequenz ab.
- Die Komplexitätsbedingung äußert sich in einer signifikanten Interaktion mit der F0. Bei höherfrequenten Signalversionen wirkt sich eine erhöhte spektrale Komplexität toleranzerhöhend aus.
- Die verschiedenen Instruktionen entfalten ihre Wirkung nur in Kombination mit physikalischen Faktoren. Es wird angenommen, daß der motivationale Einfluß unterschiedlich induzierter Kognitionen sich nur dann ausdrücken kann, wenn bestimmte Voraussetzungen durch die akustischen Signaleigenschaften gegeben sind.

Es wird eine Arbeitshypothese aufgestellt, mit der versucht wird, die Aversivität von Neugeborenenschreien in einen übergeordneten theoretischen Zusammenhang mit drei psychologischen Dimensionen zu bringen, den Dimensionen Reizintensität, Reizmonotonie und Reizbewertung.

Literatur

Ainsworth, M.D.S. (1973). The development of infant-mother attachment. In B.M. Caldwell & H.N. Ricciuti (Eds.), Review of child development research: Vol. 3. Chicago: University of Chicago Press.

Ainsworth, M.D.S., Bell, S.M., & Stayton, D.J. (1974). Infant-mother attachment and social development: Socialisation as a product of reciprocal responsiveness to signals. In M.P. Richards (Ed.), The integration of a child into a social world. London:Cambridge University Press.

Atal, B. S. & Hanauer, S. L. (1972). Speech analysis and synthesis by linear prediction of the speech wave. Journal of the Acoustical Society of America, 50, 637 - 655.

Bell, S.M., & Ainsworth, H.D.S. (1972). Infant crying and maternal responsiveness. Child Development, 43, 1171 - 1190.

Bergland, G. D. (1969). A guided tour of the fast fourier transform. IEEE Spectrum, 6, 41 - 52.

Bergland, G.D., & Dolan, M.T. (1979). Fast Fourier algorithms. In: Digital Signal Processing Committee (Ed.), Programs for Digital Signal Processing (pp. 1.2-1 - 1.2-18). New York: IEEE Press.

Berlyne, D.E., McDonnell, P., Nicki, R.M., & Parham, L.C.C. (1967). Effects of auditory pitch and complexity on EEG desynchronization and on verbally expressed judgements. Canadian Journal of Psychology, 21, 346 - 367.

Bernal, J. (1972). Crying during the first 10 days of life, and maternal responses. Developmental Medicine and Child Neurology, 14, 362 - 372.

Bisping, R. & Steingrüber, H.-J. (1984). Grundfrequenz und spektrale Zusammensetzung der Vokalisation Neugeborener als psychophysische Wirkfaktoren. In: D. Albert (Hrsg.), Bericht über den 34. Kongress der DGfP. Göttingen: Hogrefe.

Bisping, R., Dahmen, B., & Steingrüber, H.-J. (1984). Negative Reinforcing Effects of Newborn Distress Vocalization in an Operant Titration Task. Paper read at the 23. International Congress of Psychology.

Bisping, R., Dahmen, B., & Steingrüber, H.-J. (1986). The Psychoacoustic Effect of the Vocalization of New Born Babies Depending in Various Acoustical Conditions and the Sex of the Listener. In: Schick, A., Höge, H., & Lazarus (Eds.), Contributions to the Psychological Acoustics. ISBN 3-8142-0147-7.

Bisping, R., Oltman, M., Wenk, C., & Steingrüber, H.-J. (1986). Effect of the Distress Vocalisation of a New-born child. (submitted for publication)

Blurton-Jones, N. (1972). Comparative aspects of mother-child contact. In N. Blurton-Jones (Ed.), Ethological studies of child behavior. Cambridge, England: Cambridge University Press.

Boll, S. F. (1974). Selected methods of improving synthesis speech quality using linear prediction coding, system description, coeffizient smoothing and STREAK. Computer Science Department, University of Utah, UTEC-CSc-74 - 151.

Bosma, J.F., Truby, H.M., & Lind, J. (1965). Cry motions of the newborn infant. In: J. Lind (Ed.), Newborn infant cry. Acta Paediatrica Scandinavica, 163, 63 - 92.

Boukydis, C.F.Z., & Burgess, R.L. (1982). Adult physiological responses to infant cries: Effects of temperament of infant, parental status, and gender. Child Development, 53, 1291 - 1298.

Bowlby, J. (1958). The nature of the child's tie to his mother. International Journal of Psychoanalysis, 39, 350 - 373.

Bowlby, J. (1969). Attachment and loss: Vol. 1. Attachment. London: Hogarth Press.

Bradley, R.A. & Terry, M.E. (1952). The rank analysis of incomplete block designs I: The method of paired comparisons. Biometrica, 39, 324 - 345.

Brazelton, T.B. (1962). Crying in infancy. Pediatrics, 29, 579 - 588.

Brigham, E. O. (1974). The fast fourier transform. Englewood Cliffs, N. J.: Prentice Hall.

Broad, D. J. (1979). New theories of vocal fold vibration. In: N. J. Lass (Ed.), Speech and Language (Vol. 2). New York: Academic Press.

Chatfield C., (1980). Analyse von Zeitreihen. München: Hanser.

Colton, R.H., & Steinschneider, A. (1980). Acoustic relationships of infant cries to a sudden infant death syndrome. In T. Murry & J. Murry (Eds.), Infant Communication: Cry and early speech. Houston, TX: College-Hill Press.

Committee on digital signal processing (Ed.), 1979. Programs for Digital Signal Processing. New York: IEEE Press.

Cooley, J. W., & Tukey, J. W. (1965). An algorithm for machine calculation of complex fourier series. Math. Comput., 19, 297 - 301.

Crochiere, R.E. (1979). A general program to perform sampling rate conversion of data by rational ratios. In Digital Signal Processing Committee (Ed.), Programs for Digital Signal Processing. (pp. 8.2-1 - 8.2-7). New York: IEEE Press.

Dahmen, B. (1981). Die Distreß-Vokalisation Neugeborener als negativer Verstärker in einer operanten Vermeidungssituation. Unveröffentl. Diplomarbeit am Inst. für Med. Psychologie der Universität Düsseldorf.

Davis, S.B. (1979). Acoustic characteristics of normal and pathological voices. In: N. J. Lass (Ed.), Speech and Language (Vol. 1) New York: Academic Press.

Devore, I., & Konner, M. (1974). Infancy in a hunter-gatherer life: An ethological perspective. In N. White (Ed.), Ethology and psychiatry. Toronto: University of Toronto Press.

Donovan, W.L., Leavitt, L.A., & Balling, J.D. (1978). Maternal physiological responses to infant signals. Psychophysiology, 15, 68 - 74.

Erdmann, G., Janke, W., & Bisping, R. (1984). Wirkungen und Vergleich der Wirkungen von vier experimentellen Belastungssituationen. Zeitschrift für experimentelle und angewandte Psychologie, 31, 521 - 543.

Fairbanks, G. (1942). An acoustical study of the pitch of infant hunger wails. Child Development, 13, 227 - 232.

Fant, G. (1970). Acoustic theory of speech production. Den Haag: Mouton.

Flanagan, J.L. (1972). Speech analysis, synthesis and perception. Berlin: Springer.

Flanagan J.L., Ishizaka, K., & Shipley, K.L. (1975). Synthesis of speech from a dynamic model of the vocal cords and vocal tract. Bell. Syst. Tech. J., 54, 485 - 506.

Flanagan J.L., Ishizaka, K., & Shipley, K.L. (1980). Signal models for low bit-rate coding of speech. Journal of the Acoustical Society of America, 68, 780 - 791.

Fletcher, H., & Munson, W. A. (1933). Loudness, its definition, measurement and calculation. Journal of the Acoustical Society of America, 5, 82 - 108.

Formby, D. (1967). Maternal recognition of infant`s cry. Developmental Medicine and Child Neurology, 9, 293 - 298.

Freudenberg, R., Driscoll, J., & Stern, G. (1978). Reactions of adult humans to cries of normal and abnormal infants. Infant Behavior and Development, 1, 224 - 227.

Friedlander, B. (1982, a). Lattice filters for adaptive processing. Proceedings of the IEEE, 70, 829 - 867.

Friedlander, B. (1982, b). Lattice methods for spectral estimation. Proceedings of the IEEE, 70, 990 - 1017.

Friedman, S.L., Zahn-Waxler, C., & Radke-Yarrow, M. (1982). Perceptions of cries of full-term and preterm infants. Infant Behavior and Development, 5, 161 - 173.

Frodi, A.M., & Lamb, M.E. (1978). Sex differences in responsiveness to infants: A developmental study of psychophysiological and behavioral responses. Child Development, 49, 1182 - 1188.

Frodi, A.M., Lamb, M.E., Leavitt, L.A., & Donovan, W.L. (1978, a). Fathers' and mothers' responses to infant smiles and cries. Infant Behavior and Development, 1, 187 - 198.

Frodi, A.M., Lamb, M.E., Leavitt, L.A., Donovan, W.L., Neff, C., & Sherry, D. (1978, b). Fathers' and mothers' responses to the faces and cries of normal and premature infants. Developmental Psychology, 14, 490 - 498.

Frodi, A. M., & Lamb, M. E. (1980). Child abusers' responses to infant smiles and cries. Child Development, 51, 238 - 241.

Gardosik, T., Ross, P.J., & Singh, S. (1980). Acoustic characteristics of the first cries of infants. In T. Murry & J. Murry (Eds.), Infant communication: Cry and early speech. Houston, TX: College-Hill Press.

Golub, H. (1979). A physioacoustic model of the infant cry and its use for medical diagnosis and prognosis. Journal of the Acoustical Society of America, 65, 525.

Green, J.A., & Gustafson, G.E. (1983). Individual recognition of human infants on the basis of cry alone. Developmental Psychobiology, 16, 485 - 493.

Gustafson G.E., Green J.A., & Tomic T., (1984). Acoustic correlates of individuality in the cries of human infants. Developmental Psychobiology, 17, 311 - 324.

Harlow, H. F. (1971). Learning to love. San Francisco: Albion.

Hinde, R.A. (1974). Biological bases of human social behaviour. New York: Mc Graw-Hill.

Hirano, M. (1981). Clinical examination of voice. Berlin: Springer

Hoffman, M. (1975). Developmental synthesis of affect and cognition and its implications for altruistic motivation. Developmental Psychology, 11, 607 - 622.

Hollien, H. (1980). Developmental aspects of neonatal vocalizations. In T. Murry & J. Murry (Eds.), Infant Communication: Cry and early speech. Houston, TX: College-Hill Press.

Illingworth, R.S. (1955). Crying in infants and children. British Medical Journal, 1, 75 - 78.

Ishizaka, K., & Flanagan, J.L. (1972). Synthesis of voiced sounds from a two-mass model of the vocal cords. Bell. Syst. Tech. J., 51, 1233 - 1268.

Kay, S.M., & Marple, S.L., Jr. (1981). Spectrum analysis - a modern perspective. Proceedings of the IEEE, 69, 1380 - 1419

Kendall, M.G. (1955). Further contributions to the theory of paired comparisons. Biometrics, 11, 43 - 62.

Kent, R. D. (1981). Sensorimotor aspects of speech development. In: R. N. Aslin, J. R. Alberts, & M. R. Petersen (Eds.), Development of Perception (Vol. 1). New York: Academic Press.

Kirk, R.E. (1968). Experimental design: Procedures for the behavioral sciences. Belmont: Brooks/Cole Publishing Company.

Konner, M. (1972). Aspects of a developmental ethology of a foraging people. In N. Blurton-Jones (Ed.), Ethological studies of child behaviour. Cambridge: Cambridge University Press, 1972.

Kryter, K.D. (1971). The effects of noise on man. New York: Academic Press.

Lenneberg, E.H., Rebelsky, F.G., & Nichols, I.A. (1965). The vocalizations of infants born to deaf and to hearing parents. Human Development, 8, 23 - 37.

Lieberman, P., Harris, K.S., Wolff, P., & Russell, L.H. (1971). Newborn infant cry and nonhuman primate vocalization. Journal of Speech and Hearing Research, 14, 718 - 727.

Lieberman, P., Klatt, D.L., & Wilson, W.A., (1960). Vocal tract limitations on the vowel repertoires of rhesus monkey and other non-human primates. Sciences, 164, 1185 - 1187.

Lind, J., Wasz-Hoeckert, O., Vuorenkoski, V., Partanen, T.J., Theorell, K., & Valanne, E. (1966). Vocal responses to painful stimuli in newborn and young infant. Annales Paediatriae Fenniae, 12, 55 - 63.

Lind, J., Vuorenkoski, V., Rosberg, B., Partanen, T.J., & Wasz-Hoeckert, O. (1970). Spectrographic analysis of vocal response to pain stimuli in infants with Down's syndrome. Developmental Medicine and Child Neurology, 12, 478 - 86

Lounsbury, M.L., & Bates, J.E. (1982). The cries of infants of differing levels of perceived temperamental difficultness: Acoustic properties and effects on the listener. Child Development, 53, 677 - 686.

Makhoul, J. (1975, a). Spectral linear prediction: properties and applications. IEEE Transactions on acoustics, speech, and signal processing, 23, 283 - 296.

Makhoul, J. (1975, b). Linear prediction: a tutorial review. Proceedings of the IEEE, 63, 561 - 580.

Markel, J.D. (1972). The SIFT algorithm for fundamental frequency estimation. IEEE Transactions on Audio and Electracoustics, 5, 367 - 378.

Markel, J.D., & Gray, A.H. (1976). Linear prediction of speech. Berlin: Springer.

Meyer, M. (1979). Frequenz, spektrale Zusammensetzung und Kombination akustischer Stimuli als Determinanten operanten Vermeidungsverhaltens. Unveröffentl. Diplomarbeit am Institut für Med. Psychologie der Universität Düsseldorf.

Michel, J.F. (1962). A pilot study of the pitch characteristics of hunger cries of neonates. NIH Progress Report B-2162, University of Wichita, 1 - 2.

Michelsson, K. (1971). Cry analyses of symtomless low birth weigth neonates and of asphyxiated newborn infants. Acta Paedriatrica Scandinavica, Suppl. 216, 8 - 45.

Michelsson, K. (1980). Cry characteristics in sound spectrographic cry analysis. In T. Murry and J. Murry (Eds.), Infant communication: Cry and early speech. Houston, TX: College-Hill Press.

Michelsson, K., & Wasz-Hoeckert, O. (1980). The value of cry analysis in neonatology and early infancy. In T. Murry and J. Murry (Eds.), Infant communication: Cry and early speech. Houston, TX: College-Hill Press.

Milowe, I., & Lourie, R. (1964). The child's role in the battered child syndrome. Society for Pediatric Research, 65, 1079 - 1081.

Molino, J. A. (1973). Pure-tone equal-loudness contours for standard tones of different frequencies. Perception & Psychophysics, 14, 1 - 4.

Molino, J. A. (1974, a). Measuring human aversion to sound without verbal descriptors. Perception & Psychophysics, 16, 303 - 308.

Molino, J.A. (1974, b). Equal aversion levels for pure tones and 1/3 octave bands of noise. Journal of the Acoustical Society of America, 55, 1285 - 1289.

Morsbach, G. (1980). Maternal recognition of neonates cries in Japan. Psychologia, 23, 63 - 69.

Morsbach, G., & Bunting, C. (1979). Maternal recognition of their neonates` cries. Developmental Medicine and Child Neurology, 21, 178 - 185.

Morsbach, G., & Murphy, M.C. (1979). Recognition of individual neonates` cries by experienced and inexperienced adults. Journal of Child Language, 6, 175 - 179.

Morse, P.M., & Ingard, K.U. (1968) Theoretical acoustics. New York: McGraw-Hill.

Mosteller, F. (1951). Remarks on the method of paired comparisons III: A test of significance for paired comparisons when unequal standard deviations and equal correlations are assumed. Psychometrika, 16, 207 - 218.

Murray, A .D. (1979). Infant crying as an elicitor of parental behavior: An examination of two models. Psychological Bulletin, 86, 191 - 215.

Murray, A. D. (1985). Aversiveness is in the Mind of the Beholder: Perception of Infant Crying by Adults. In: B. M. Lester & C. F. Zachariah Boukydis (Eds.), Infant crying. New York: Plenum Press.

Murry, T., Hollien, H., & Mueller, E. (1975). Perceptual responses to infant crying: Maternal recognition and sex judgements. Journal of Child Language, 2, 199 - 204.

Nolten, G. (1984). Discrimination of neonate cries by mothers, non-mothers, and computer analysis. Unveröffentl. Diss. am Institut für Med. Psychologie der Universität Düsseldorf.

Oller D.K., (1978). Infant vocalizations and the development of speech. Allied Health and Behavioral Sciences, 1, 523 - 549.

Oltmann, M., & Wenk, C. (1984). Physical and non-physical determinants of the operant effect of the distress vocalization of a new-born child. Unveröffentl. Diss. am Institut für Med. Psychologie der Universität Düsseldorf.

Oppenheimer, A.V., & Schafer, R.W. (1975.) Digital signal processing. Englewood Cliffs, N. J.: Prentice Hall.

Ostwald, P.F. (1963). Soundmaking: The acoustic communication of emotion. Springfield, IL.: Charles C. Thomas.

Ostwald, P.F. (1972). The sounds of infancy. Developmental Medicine and Child Neurology, 14, 350 - 361.

Ostwald, P.F. (1973). The semiotics of human sound. Den Haag: Mouton.

Ostwald, P.F., Phibbs, R., & Fox, S. (1968). Diagnostic use of infant cry. Biologia Neonatorum, 13, 68 - 82.

Ostwald, P.F., Peltzman, P., Greenberg, M., & Meyer, J. (1970). Cries of a trisomy 13-15 infant. Developmental Medicine and Child Neurology, 12, 472 - 477.

Plomp, R. (1964). The ear as a frequency analyzer. Journal of the Acoustical Society of America, 36, 1628 - 1636.

Plomp, R., & Levelt, W.J.M. (1965). Tonal consonance and critical bandwidth. Journal of the Acoustical Society of America, 38, 548 - 560.

Pollack, I. (1952). Comfortable listening levels for pure tones in quiet and noise. Journal of the Acoustical Society of America, 24, 15 - 162.

Prescott, R. (1975). Infant cry sound; developmental features. Journal of the Acoustical Society of America, 57, 1186 - 1191.

Rabiner L.R., & Gold, B. (1975). Theory and application of digital signal processing. Englewood Cliffs, N. J.: Prentice Hall.

Rabiner, L.R., & Schafer, R.W. (1978). Digital processing of speech signals. Englewood Cliffs, NJ: Prentice-Hall Inc..

Rajeki D.W., Lamb, M.E., & Obmascher P. (1978). Toward a general theory of infantile attachment: a comparative review of aspects of the social bond. The behavioral and brain sciences, 3, 417 - 434.

Ringel, R.L., & Kluppel, D.D. (1964). Neonatal crying: A normative study. Folia Phoniatrica, 16, 1-9.

Rintelmann, W.F., & Carhart, R. (1964). Loudness tracking by normal hearers via Bekesy audiometer. Journal of Speech and Hearing Research, 7, 79-93.

Robinson, E.A., (1983). Multichannel time series analysis. Houston, TX: Goose Pond Press.

Scherer, K. (1982). Die vokale Kommunikation emotionaler Erregung. In: K. Scherer (Hrsg.), Vokale Kommunikation. Weinheim: Beltz.

Schick, A. (1979). Schallwirkung aus psychologischer Sicht. Stuttgart: Klett.

Schlittgen, R. & Streitberg, B.H.H. (1984). Zeitreihenanalyse. München: Oldenbourg.

Schüssler, W. (1982). Grundfrequenz, Sprechgeschwindigkeit und Geschlecht des Sprechers als Determinanten operanter Reaktionen. Unveröffentl. Diplomarbeit am Inst. für Med. Psychologie der Universität Düsseldorf.

Schüssler, W., & Bisping, R. (1983). Experimentelle Bestimmung der Präferenz unterschiedlicher Grundfrequenz- und Sprechgeschwindigkeitsbedingungen bei in vitro manipulierten Sprachreizen. 25. Tagung exp. arb. Psychol.

Sedlackova, E. (1964). Analyse acoustique de la voix de nouveaunes. Folia Phoniatrica, 16, 44 - 58.

Sheppard, W.C., & Lane, H.L. (1968). Development of the prosodic features of infant vocalizing. Journal of Speech and Hearing Research, 11, 94 - 108.

Singer, W.B., & Young, P.T. (1941). Studies in affective reactions: II. Dependence of affective ratings upon the stimulus situation. Journal of General Psychology, 24, 303 - 325.

Sirviö, P., & Michelsson, K. (1976). Soundspectrographic cry analysis of normal and abnormal newborn infants. Folia Phoniat., 18, 161 - 173.

Sixtl, F. (1965). Meßmethoden in der Psychologie. Weinheim: Beltz.

Stark, R. (1977). Features of infant sounds: the emergence of cooing. Journal of Child Language, 5, 379 - 390.

Stearns, S.D. (1979). Digitale Verarbeitung analoger Signale. München: Oldenbourg.

Steingrüber, H.-J., Nolten, G., & Bisping, R. (1984). Mothers Capability to Discriminate the Cries of their infants. Paper read at the 23. International Congress of Psychology.

Tenold, J.L., Crowell, D.H., Jones, R.H., Daniel, T.H., McPherson, D.F. & Popper, A.N. (1974). Cepstral and stationary analyses of full-term and premature infants' cries. Journal of the Acoustical Society of America, 56, 975 - 980.

Tomkins, S. (1963). Affect, imagery, and consciousness: Vol. 2. Negative affects. London: Tavistock.

Truby, H.M., & Lind, J. (1965). Cry sounds of the newborn infant. Acta Paediatrica Scandinavica, 163, 7-59.

Valanne, E.H., Vuorenkoski, V., Partanen, T.J., Lind, J., & Wasz-Hoeckert, O. (1967). The ability of human mothers to identify the hunger cry signals of their own newborn infants during the lying-in period. Experientia, 23, 768-769.

Van den Berg, J. (1960). Vocal ligaments versus registers. Curr. Probl. Phoniatr. Logoped., 1, 19 - 34.

Ventry, J.M., Woods, R.W., Rubin, M., & Hill, W. (1971). Most comfortable loudness for pure tones, noise, and speech. Journal of the Acoustical Society of America, 49, 1805-1813.

Vitz, P.C. (1972). Preference for tones as a function of frequency (hertz) and intensity (decibels). Perception and Psychophysics, 11, 84-88.

Wakita, H. (1972). Estimation of the vocal tract shape by optimal inverse filtering and acoustic/articulatory conversion methods. SCRL Monograph No. 9, Speech Communications Research Laboratory, Santa Barbara, Calif.

Wakita, H. (1973). Direct estimation of the vocal tract shape by inverse filtering of acoustic speech waveforms. IEEE-Transactions on Audio and Electroacoustics, 21, 417 - 427.

Wakita, H. (1974). A theory of linear prediction acoustic tube model for estimating vocal-tract area functions. Unpublished report. Speech Communications Research Laboratory, Santa Barbara, Calif.

Wasz-Hoeckert, O., Lind, J., Vuorenkoski, V., Partanen, T.J., & Valanne, E. (1968). The infant cry: A spectrographic and auditory analysis. Clinics in Developmental Medicine (Rep. No. 29), London: Spastics International Medical Publications.

Weiss, B., & Laties, V.G. (1958). Fractional escape and avoidance on a titration schedule. Science, 128, 1575-1576.

Weiss, B., & Laties, V.G. (1959). Titration behavior on various fractional escape programs. Journal of the Experimental Analysis of Behavior, 2, 227-248.

Weiss, B., & Laties, V.G. (1963). Characteristics of aversive thresholds measured by a titration schedule. Journal of the Experimental Analysis of Behavior, 6, 563-572

Weiss, B., & Laties, V.G. (1970). The psychophysics of pain and analgesia in animals. In W.C. Stebbins (Ed.), Animal psychophysics. New York: Appleton-Century-Crofts.

Wiener, N. (1949). Extrapolation, interpolation, and smoothing of stationary time series. Cambridge, Mass.: M. I. T. Press.

Wiesenfeld, A.R., & Klorman, R. (1978). The mother`s psychophysiological reactions to contrasting affective expressions by her own and an unfamiliar infant. Developmental Psychology, 14, 294-304.

Williams, C.E., & Stevens, K.N. (1972). Emotions and speech: Some acoustical correlates. Journal of the Acoustical Society of America, 52, 1238-1250.

Williams, C.E., & Stevens, K.N. (1982). Akustische Korrelate diskreter Emotionen. In: K. Scherer (Hrsg.), Vokale Kommunikation. Weinheim: Beltz.

Wilson, E. (1975). Sociobiology: The new synthesis. Cambridge, Mass.: Belknap Press.

Winer, J.B. (1971). Statistical principles in experimental design (2nd ed.). New York: Mc Graw-Hill.

Wold, H.O.A. (1938). A study in the analysis of stationary time series. Uppsala: Almquist & Wiksell.

Wolff, P.H. (1969). The natural history of crying and other vocalizations in early infancy. In B.M. Foss (Ed.), Determinants of infant behavior, Vol. 4, London: Methuen.

Zeskind, P.S. (1980). Adult responses to cries of low and high risk infants. Infant Behavior and Development, 3, 167-177.

Zeskind, P.S. (1983). Production and spectral analysis of neonatal crying and its relation to other biobehavioral systems in the infant at risk. In T. Field & A. Sostek (Eds.), Infants born at risk: Physiological, perceptual, and cognitive processes. New York: Grune & Stratton.

Zeskind, P.S., & Lester, B.M. (1978). Acoustic features and auditory perceptions of the cries of newborns with prenatal and perinatal complications. Child Development, 43, 580-589.

Anhang

A.1 Instruktion Experiment I

Sie nehmen heute an einem psychoakustischen Experiment teil, bei dem Sie im Kopfhörer nacheinander verschiedene Klänge hören. Sie können die Lautstärke der Klänge mit dem grauen Druckschalter vor Ihnen beeinflussen. Wenn Sie häufig drücken, wird der Klang mit einer kurzen Verzögerung leiser; entsprechend steigt die Lautstärke bei geringer Drückrate.

Bitte stellen Sie bei jedem Klang eine Lautstärke ein, die Ihnen angenehm ist.

Um Sie mit der Apparatur vertraut zu machen, beginnen wir mit einer Übungsphase von drei Minuten. Danach beginnt nach einer Pause von wenigen Sekunden das eigentliche Experiment, das etwa 20 Minuten dauern wird. Die einzelnen Klänge werden durch ein Pausensignal angekündigt.

Achten Sie bitte während des ganzen Experimentes darauf, daß die Hörmuscheln direkt auf Ihren Ohren sitzen. Der Druckschalter reagiert auf leichtes Antippen.

A2. Instruktion Experiment II und III

Sie nehmen an einem psychoakustischen Experiment teil, bei dem Sie durch den vor Ihnen liegenden Kopfhörer nacheinander verschiedene Geräusche hören werden. Die Lautstärke der Geräusche können Sie mit dem grauen Druckschalter vor Ihnen beeinflussen. Wenn man häufig drückt, wird der Klang mit einer kurzen Verzögerung leiser. Hört man auf zu drücken, wird das Geräusch mit einer kurzen Verzögerung wieder lauter.

Bitte stellen Sie bei jedem Klang eine Lautstärke ein, die Ihnen angenehm ist.

Um Sie mit der Apparatur vertraut zu machen, beginnen wir mit einer Übungsphase von drei Minuten.

Danach beginnt nach einer Pause von wenigen Sekunden das eigentliche Experiment, das ca. 25 Minuten dauern wird (*).

*) Experiment III: '...., das ca. 15 Min. dauern wird'

Die einzelnen Geräusche werden durch ein Pausensignal voneinander getrennt, währenddessen Sie den Druckschalter bitte nicht betätigen.

Achten Sie bitte während des ganzen Experimentes darauf, daß die Hörmuscheln direkt auf Ihren Ohren sitzen.

Der Druckschalter reagiert auf leichtes Antippen.

Autorenverzeichnis

Die Seitenangaben für die vollständigen Zitate sind fett gedruckt.

Sachverzeichnis